Percorsi di Naturopatia Orientale:

Guida alle Pratiche di Benessere e Armonia

Indice

Capitolo 4: Reiki - L'Energia Universale per l'Armonia Interiore

- Introduzione al reiki e alla sua storia
- I cinque principi del reiki
- Livelli di attivazione e simboli
- Pratiche di base per l'autotrattamento
- Come condurre una sessione di reiki per altri

Capitolo 5: Ayurveda - La Scienza della Vita e dei Dosha

- I fondamenti dell'ayurveda
- I tre dosha: Vata, Pitta e Kapha
- Come individuare il proprio dosha
- Dieta e stile di vita ayurvedici
- Routine ayurvedica per l'equilibrio giornaliero

Capitolo 6: Do-In - L'Automassaggio e l'Esercizio per il Benessere Energetico

- Cos'è il do-in e come funziona
- Tecniche di automassaggio
- Stretching e respirazione per stimolare l'energia
- Esercizi quotidiani di do-in per migliorare la vitalità

Capitolo 7: Erboristeria Orientale - Le Piante per il Benessere Naturale

- Introduzione all'erboristeria orientale
- Le erbe più usate nella medicina cinese e ayurvedica
- Come utilizzare le erbe per specifiche esigenze di salute
- Ricette semplici e preparazioni di base
- Sicurezza e consigli sull'uso delle erbe

Capitolo 8: La Filosofia Zen e la Meditazione

- Origini e principi della filosofia zen
- Tecniche di meditazione zen
- Come sviluppare la consapevolezza nel quotidiano
- Esercizi di mindfulness e respirazione
- Benefici della meditazione sulla salute e sull'equilibrio mentale

Capitolo 9: Pratiche di Armonizzazione Completa - Combinare le Discipline

- Integrare le tecniche per un benessere olistico
- Come creare una routine personalizzata
- Esempi di routine per diversi scopi: rilassamento, energia, concentrazione
- L'importanza della costanza e della pratica quotidiana

Capitolo 10: Vivere in Armonia con la Natura - Integrazione della Naturopatia nella Vita Quotidiana

- Suggerimenti per uno stile di vita sano e naturale
- Come adattare le pratiche alle esigenze personali
- Ecologia e salute: il rispetto della natura per un benessere duraturo
- Riflessioni finali: la naturopatia come cammino di vita

Conclusione

- Riassunto dei principi appresi
- L'importanza dell'autocura e della responsabilità personale
- Suggerimenti per continuare il percorso di naturopatia

Introduzione

La naturopatia è una disciplina della salute che si fonda sulla convinzione che il corpo umano possieda una capacità intrinseca di autoguarigione, una forza vitale che opera costantemente per ristabilire l'equilibrio. Questo concetto è centrale nella filosofia naturopatica e ispira un approccio alla salute che si basa su metodi naturali, tra cui la nutrizione, l'uso di erbe, l'esercizio fisico, il massaggio e la cura dell'ambiente. La naturopatia non mira solo a trattare i sintomi delle malattie, ma cerca di individuare e risolvere le cause alla radice, aiutando l'individuo a raggiungere uno stato di equilibrio e benessere duraturo.

A differenza della medicina convenzionale, che spesso si concentra sull'intervento sintomatico e sulla soppressione dei sintomi, la naturopatia lavora in armonia con i ritmi naturali del corpo e della mente. Questo approccio permette di prevenire molte malattie e di trattare in modo non invasivo vari disturbi fisici e mentali. La naturopatia integra conoscenze provenienti da diverse tradizioni di guarigione, sia occidentali che orientali, e rappresenta una filosofia di vita oltre che un metodo terapeutico. Attraverso la naturopatia, le persone vengono incoraggiate a prendere un ruolo attivo nel mantenimento e nella promozione della propria salute, imparando ad ascoltare i segnali del corpo e a rispondere ad essi in modo consapevole e rispettoso.

L'approccio olistico alla salute e al benessere

Il termine "olistico" deriva dalla parola greca "holos," che significa "intero" o "completo." Questo concetto riflette la visione della naturopatia, secondo cui la salute non può essere ridotta semplicemente all'assenza di malattia. Al contrario, il benessere è uno stato di equilibrio in cui corpo, mente ed emozioni lavorano in sinergia. In naturopatia, un sintomo fisico non è mai visto come un problema isolato: è il segnale di uno squilibrio interno, che può essere causato da fattori fisici, emotivi o ambientali. L'approccio olistico considera quindi l'individuo nella sua totalità, esplorando non solo i sintomi manifesti ma anche gli aspetti psicologici, emotivi e sociali.

La naturopatia adotta una varietà di tecniche per favorire questo equilibrio: dalla fitoterapia, che sfrutta le proprietà curative delle piante, all'idroterapia, che utilizza l'acqua per stimolare i processi di guarigione, fino al massaggio e alla meditazione, che aiutano a rilassare la mente e a ridurre lo stress. Le pratiche orientali, come lo shiatsu, il reiki, l'ayurveda e la meditazione zen, trovano in naturopatia un terreno fertile in cui esprimere il loro potenziale terapeutico, e offrono strumenti efficaci per riequilibrare l'energia vitale e favorire la serenità interiore. L'obiettivo ultimo è quello di aiutare la persona a vivere in sintonia con sé stessa e con l'ambiente circostante, prevenendo l'insorgenza di problemi di salute e favorendo uno stile di vita che promuova la vitalità e il benessere a lungo termine.

Lo scopo di questo libro

Questo libro nasce con l'intento di offrire una guida pratica e approfondita per chi desidera esplorare la naturopatia e le sue applicazioni. Attraverso i vari capitoli, il lettore sarà accompagnato in un viaggio che spazia dalle pratiche orientali come il tuina e il do-in, fino alle tecniche di rilassamento e alle routine quotidiane per il benessere. Ogni disciplina viene esplorata con una descrizione dettagliata delle tecniche, delle origini e dei principi filosofici che ne sono alla base, permettendo di comprenderne l'essenza e di applicarle nella propria vita.

L'obiettivo di questo libro è quello di fornire una base solida per chi si avvicina per la prima volta alla naturopatia, ma anche di approfondire le conoscenze di coloro che già praticano alcune di queste discipline. Ogni capitolo offre non solo informazioni teoriche, ma anche consigli pratici, esercizi e suggerimenti che possono essere integrati nella quotidianità per migliorare la salute e il benessere. La naturopatia non è una soluzione rapida, ma un percorso che richiede pazienza, consapevolezza e costanza. Attraverso questa guida, il lettore sarà invitato a esplorare nuovi orizzonti di benessere e ad adottare una mentalità che considera la salute come un processo continuo e dinamico.

Infine, questo libro si propone anche di sfatare alcuni miti e pregiudizi che circondano la naturopatia, dimostrando come questo approccio alla salute possa convivere in modo complementare con la medicina moderna. La naturopatia non pretende di sostituire le cure mediche tradizionali, ma si pone come un valido supporto per migliorare la qualità della vita e prevenire le malattie. Che si tratti di imparare a gestire lo stress, di migliorare la propria energia o di promuovere la guarigione, la naturopatia può offrire risorse preziose per affrontare le sfide quotidiane e vivere in modo più armonioso.

In conclusione, questo libro è pensato per chiunque voglia scoprire un nuovo modo di prendersi cura di sé, rispettando il corpo e coltivando la mente. È un invito a esplorare le meraviglie della natura e a scoprire come queste possano essere utilizzate per vivere una vita più sana e soddisfacente.

Capitolo 1

Introduzione alla Naturopatia e ai Principi Orientali

Introduzione

- Introduzione alla naturopatia come approccio naturale alla salute, che considera l'individuo come un tutto integrato di corpo, mente ed energia.
- La nascita della naturopatia, i suoi fondamenti e l'influenza delle tradizioni orientali.
- Il legame tra naturopatia e discipline orientali, come lo shiatsu, il tuina, il reiki e lo zen.

Storia della Naturopatia

- Origini e sviluppo della naturopatia in Occidente e il successivo interesse per le pratiche orientali.

I Principi Fondamentali della Naturopatia

- I concetti di "vis medicatrix naturae" (forza guaritrice della natura) e di "primum non nocere" (prima di tutto, non nuocere).
- Il ruolo dell'energia vitale e come si interseca con le filosofie orientali.

Introduzione alle Discipline Orientali

- Breve spiegazione di ogni pratica orientale (shiatsu, tuina, reiki, ayurveda, do-in, erboristeria e zen) e il loro obiettivo di riequilibrio energetico.

L'Importanza dell'Armonia e del Benessere

- Come queste pratiche mirano a riportare l'armonia e favoriscono il benessere psico-fisico

Storia della Naturopatia

Le Origini della Naturopatia e le Prime Pratiche

La naturopatia ha radici profonde nelle antiche tradizioni di guarigione che consideravano la salute come una condizione naturale dell'essere umano, ottenuta attraverso uno stile di vita equilibrato e l'uso di elementi naturali. Le prime tracce di pratiche simili alla naturopatia risalgono alle civiltà dell'antico Egitto, dove l'uso di erbe, oli e metodi di guarigione basati sugli elementi naturali era già diffuso. Anche nella Grecia antica, il padre della medicina, Ippocrate, promuoveva una filosofia di guarigione che integrava l'osservazione della natura e la prevenzione delle malattie attraverso la moderazione e la dieta equilibrata.

Ippocrate riteneva che il corpo umano possedesse una forza di autoguarigione, una sorta di "medico interiore" in grado di ripristinare la salute se non ostacolato. Questa idea, conosciuta come *vis medicatrix naturae*, è un concetto fondamentale ancora oggi nel campo della naturopatia, e sostiene che la guarigione sia un processo che può essere facilitato, piuttosto che forzato. Nella filosofia ippocratica, il medico era visto più come un "guida" che aiutava il paziente a trovare il giusto equilibrio interno.

La Nascita della Naturopatia Moderna

La naturopatia moderna inizia a prendere forma alla fine del XIX secolo, grazie all'opera di personaggi come Benedict Lust, un medico tedesco emigrato negli Stati Uniti. Lust, originariamente allievo del sacerdote bavarese Sebastian Kneipp, fu profondamente influenzato dai metodi di guarigione naturali di Kneipp, che includevano idroterapia, erboristeria, esercizio fisico e un'alimentazione sana. Kneipp credeva fermamente nel potere della natura e nella capacità del corpo di guarirsi da solo, purché gli venissero forniti i giusti strumenti.

In America, Lust fondò la prima scuola di naturopatia e iniziò a diffondere la disciplina attraverso pubblicazioni, conferenze e cliniche. I suoi metodi di guarigione, che combinavano idroterapia, dieta naturale e un forte accento sulla prevenzione, attirarono l'attenzione e trovarono consensi tra coloro che cercavano alternative alla medicina convenzionale, più orientata alla soppressione dei sintomi attraverso farmaci.

La naturopatia moderna si sviluppò così come un'alternativa alla medicina occidentale tradizionale, basandosi sull'idea che le cure invasive o farmacologiche dovrebbero essere l'ultima opzione. Al contrario, si puntava a trattare la causa profonda dei problemi di salute, rimuovendo gli ostacoli alla guarigione naturale.

L'Influenza delle Tradizioni Orientali sulla Naturopatia

Nel XX secolo, l'interesse per le pratiche orientali come la medicina tradizionale cinese, l'ayurveda e il reiki iniziò a crescere anche in Occidente. Molti naturopati iniziarono a studiare e integrare queste pratiche nel loro approccio terapeutico, riconoscendo la sinergia tra i principi della naturopatia e quelli delle filosofie orientali.

La medicina tradizionale cinese, con la sua visione del corpo come un sistema energetico interconnesso, introdusse concetti come i meridiani e il *qi* (energia vitale), mentre l'ayurveda, la medicina tradizionale indiana, portò con sé l'idea dei dosha (Vata, Pitta, Kapha), che rappresentano diverse energie fisiologiche e psicologiche. Entrambe le discipline hanno influenzato profondamente la naturopatia, portando a un maggiore riconoscimento dell'importanza dell'equilibrio energetico per la salute.

L'integrazione di queste filosofie orientali ha arricchito la naturopatia di nuovi strumenti, come il massaggio shiatsu e tuina, che stimolano il flusso energetico nei meridiani, e pratiche di meditazione e consapevolezza zen, che promuovono la calma mentale e l'equilibrio interiore.

La Naturopatia nel XXI Secolo

Oggi, la naturopatia è riconosciuta come un approccio olistico alla salute
che include l'uso di terapie naturali, la promozione di uno stile di vita sano
e il rispetto per i processi di autoguarigione del corpo. In molti paesi, i
naturopati sono considerati operatori sanitari a tutti gli effetti, e il loro ruolo
si concentra soprattutto sulla prevenzione delle malattie e sulla
promozione della salute.

In un mondo moderno in cui lo stress, l'alimentazione poco sana e
l'inquinamento giocano un ruolo crescente nell'insorgenza delle malattie,
la naturopatia offre una risposta che incoraggia a ritrovare uno stile di vita
in armonia con la natura e con le esigenze personali. Il ritorno a pratiche
antiche, rivisitate con conoscenze scientifiche moderne, rappresenta per
molti una via per migliorare la qualità della vita e prevenire malattie
croniche.

La storia della naturopatia è la storia di una ricerca continua per
comprendere i meccanismi della salute e della malattia in modo non
invasivo e rispettoso del corpo umano. Dalle antiche pratiche greche e
orientali fino alle moderne cliniche naturopatiche, questo approccio alla
salute si fonda sulla convinzione che l'essere umano, se posto nelle
giuste condizioni, possieda una capacità innata di mantenersi sano.

La naturopatia non è solo un insieme di tecniche, ma una filosofia di vita
che vede l'uomo come parte integrante della natura, in continua
interazione con essa. Questa visione olistica è ciò che distingue la
naturopatia dalla medicina tradizionale e che permette di approcciare la
salute in maniera completa e integrata.

I Principi Fondamentali della Naturopatia

La naturopatia si basa su alcuni principi fondamentali, che guidano
l'approccio terapeutico e il percorso di guarigione. Uno dei pilastri
principali è il concetto di *Vis Medicatrix Naturae*, che rappresenta la forza
di autoguarigione insita in ogni organismo. Secondo questo principio, il
corpo umano possiede una capacità innata di rigenerarsi e ristabilire

l'equilibrio. Il ruolo del naturopata è quello di stimolare e supportare questa forza, rimuovendo gli ostacoli che impediscono la guarigione e facilitando un ambiente ottimale per la salute.

Un altro principio chiave è *Primum Non Nocere*, ossia "prima di tutto, non nuocere." Questo implica l'utilizzo di metodi non invasivi e sicuri, rispettando la fisiologia naturale del corpo. La naturopatia si focalizza inoltre sul *trattare la causa e non solo il sintomo*, poiché i sintomi sono spesso la manifestazione superficiale di problemi più profondi. Identificare e risolvere la causa alla radice permette di ottenere un benessere duraturo.

Infine, l'*educazione del paziente* è un aspetto centrale: il naturopata aiuta l'individuo a comprendere le proprie esigenze e a sviluppare abitudini sane, promuovendo l'autoconsapevolezza e l'autocura. Questi principi si combinano per creare un approccio olistico, che considera la persona nella sua interezza e valorizza la relazione armonica tra corpo, mente e spirito.

Introduzione alle Discipline Orientali

Ogni disciplina orientale trattata in questo libro ha un obiettivo specifico e una propria filosofia:

- **Shiatsu**: Massaggio giapponese che usa la pressione per bilanciare l'energia nei meridiani del corpo.
- **Tuina**: Tecnica cinese di manipolazione e massaggio che stimola il flusso di *qi*.
- **Reiki**: Tecnica di guarigione attraverso il tocco delle mani, con l'obiettivo di canalizzare l'energia universale.
- **Ayurveda**: Sistema di medicina indiano che classifica gli individui in base a tre energie fondamentali, i dosha, per sviluppare un regime di salute personalizzato.
- **Do-In**: Antica pratica giapponese di autotrattamento che combina massaggio e stretching per migliorare il flusso energetico.
- **Erboristeria**: Uso di piante e rimedi naturali per trattare problemi di salute in modo naturale.

- **Zen**: Filosofia che pone l'accento sulla meditazione e la consapevolezza, per ridurre lo stress e migliorare la qualità della vita.

Capitolo 2

Shiatsu - L'Arte del Tocco e del Riequilibrio Energetico

Lo **shiatsu** è una pratica giapponese che utilizza la pressione delle mani per ristabilire il flusso dell'energia vitale (o *qi*, termine di origine cinese) lungo specifici canali energetici chiamati *meridiani*. Derivato dalla medicina tradizionale cinese e giapponese, lo shiatsu è molto più di un semplice massaggio: è una terapia completa che mira a riequilibrare l'energia del corpo e a promuovere benessere fisico e mentale. Questa disciplina non solo allevia sintomi fisici, ma agisce anche sulle cause profonde degli squilibri energetici, offrendo una soluzione olistica per la salute e il benessere. Di seguito, esploreremo la storia dello shiatsu, i principi su cui si basa, le tecniche fondamentali e i suoi molteplici benefici.

Storia e Origine dello Shiatsu

La parola **shiatsu** deriva da due caratteri giapponesi: *shi* (dito) e *atsu* (pressione). Significa letteralmente "pressione con le dita" e riflette il principio fondamentale di questa tecnica. Le origini dello shiatsu risalgono all'antica Cina, da cui la medicina tradizionale giapponese ha preso ispirazione. Intorno al VI secolo, il Giappone cominciò a incorporare le pratiche cinesi come il *tuina*, un massaggio terapeutico cinese basato sulla stimolazione di punti energetici, nella propria cultura medica.

Nel corso dei secoli, i guaritori giapponesi hanno sviluppato e perfezionato le tecniche cinesi, adattandole alla propria cultura e creando un sistema unico che oggi conosciamo come shiatsu. Fu però solo nel XX secolo che lo shiatsu iniziò a essere formalizzato come disciplina a sé stante. Tokujiro Namikoshi, spesso considerato il padre dello shiatsu moderno, sviluppò un metodo basato sulla pressione con i pollici e le mani, in grado di alleviare dolori e promuovere la salute. Namikoshi fondò il Japan Shiatsu College nel 1940 e contribuì a far riconoscere lo shiatsu come terapia ufficiale in Giappone. Più tardi, Shizuto Masunaga, uno dei discepoli di Namikoshi, sviluppò un altro approccio chiamato Zen Shiatsu, che incorporava elementi psicologici e spirituali, ampliando l'uso dei meridiani energetici.

Lo shiatsu è oggi praticato in tutto il mondo, con diverse scuole e approcci, ma il principio fondamentale resta lo stesso: riequilibrare l'energia del corpo per migliorare la salute e promuovere il benessere.

I Meridiani Energetici e i Punti di Pressione

La pratica dello shiatsu si basa sul concetto di *meridiani*, canali energetici lungo i quali scorre il *qi*. Secondo la medicina tradizionale cinese e giapponese, l'energia vitale fluisce attraverso questi meridiani, alimentando organi e sistemi e mantenendo il corpo in equilibrio. Quando il flusso di *qi* viene ostacolato da stress, cattiva alimentazione, traumi fisici o emotivi, possono manifestarsi disagi e malattie. Lo shiatsu mira a rimuovere questi blocchi energetici attraverso la pressione su specifici punti lungo i meridiani, noti come *tsubo*.

I principali meridiani usati nello shiatsu sono simili a quelli utilizzati nell'agopuntura. Essi includono il meridiano del polmone, dell'intestino crasso, dello stomaco, della milza, del cuore, dell'intestino tenue, della vescica, del rene, del pericardio, del triplice riscaldatore, della cistifellea e del fegato. Ogni meridiano è collegato a un organo specifico e ha una funzione energetica unica. Ad esempio, il meridiano del polmone è associato alla respirazione e all'energia vitale, mentre quello del fegato è collegato alla circolazione e alla gestione delle emozioni.

La stimolazione degli tsubo lungo i meridiani aiuta a ristabilire il flusso armonico del *qi* e a ridurre la tensione muscolare. I praticanti di shiatsu sviluppano una sensibilità particolare che consente loro di identificare aree di tensione o blocco e di trattarle con pressione mirata, riportando equilibrio e vitalità.

Tecniche di Base dello Shiatsu

Lo shiatsu si distingue per l'uso di varie tecniche di pressione e manipolazione che coinvolgono dita, mani, gomiti e talvolta ginocchia e piedi. Ecco alcune delle principali tecniche:

1. **Pressione con il pollice**: La pressione del pollice è la tecnica
   fondamentale dello shiatsu. Applicata lungo i meridiani, questa
   pressione deve essere lenta e costante, per permettere all'energia
   di fluire e sbloccare i punti stagnanti.
2. **Pressione con il palmo**: Questa tecnica viene utilizzata per trattare
   aree più ampie del corpo, come la schiena e l'addome. La pressione
   del palmo è più leggera rispetto a quella del pollice e permette di
   rilassare i muscoli e migliorare la circolazione.
3. **Rotolamento e vibrazione**: Il terapeuta può utilizzare movimenti di
   rotolamento o vibrazione per rilassare i muscoli tesi e stimolare il
   sistema nervoso. Questi movimenti sono particolarmente utili per
   ridurre la tensione muscolare nelle spalle e nella schiena.
4. **Allungamenti e mobilizzazione**: Lo shiatsu può includere tecniche
   di stretching per allungare e mobilizzare le articolazioni. Questi
   allungamenti sono eseguiti delicatamente e permettono di migliorare
   la flessibilità, favorendo la circolazione del *qi*.
5. **Pressione ritmica**: In alcuni casi, il terapeuta utilizza una pressione
   ritmica per stimolare l'energia e indurre uno stato di rilassamento.
   Questa tecnica è particolarmente utile per alleviare lo stress e
   promuovere un senso di calma.

Ogni tecnica viene adattata alle esigenze individuali del paziente. La
pressione non deve mai causare dolore, ma solo una sensazione di
rilassamento e benessere. Un buon praticante di shiatsu è in grado di
calibrare la forza della pressione in base alla sensibilità del paziente e allo
stato dei meridiani energetici.

Benefici dello Shiatsu su Corpo e Mente

Lo shiatsu offre una vasta gamma di benefici che si estendono sia al
corpo che alla mente. Tra i principali benefici fisici, lo shiatsu è noto per:

- **Ridurre la tensione muscolare**: Applicando pressione sui muscoli
  tesi, lo shiatsu favorisce il rilassamento e la riduzione della rigidità.
- **Migliorare la circolazione**: La pressione sui meridiani stimola il
  flusso sanguigno e linfatico, migliorando l'ossigenazione dei tessuti
  e favorendo l'eliminazione delle tossine.

- **Alleviare il dolore**: Lo shiatsu può ridurre il dolore cronico, come mal di schiena, mal di testa e dolori articolari, rilassando i muscoli e migliorando il flusso energetico.
- **Equilibrare il sistema nervoso**: Le tecniche di pressione e vibrazione aiutano a calmare il sistema nervoso, riducendo lo stress e migliorando il sonno.

A livello mentale, lo shiatsu promuove un profondo stato di rilassamento e riduce i livelli di stress e ansia. I blocchi energetici non sono solo fisici, ma anche emotivi: la stimolazione dei meridiani e dei punti di pressione permette di liberare emozioni represse, portando chiarezza mentale e un senso di calma. Molti pazienti riportano una maggiore consapevolezza di sé e una sensazione di benessere mentale e spirituale dopo una sessione di shiatsu.

Esercizi di Autotrattamento

Lo shiatsu può anche essere praticato come autotrattamento. Di seguito alcuni semplici esercizi che chiunque può eseguire:

1. **Pressione sulle spalle**: Seduti in posizione rilassata, utilizzate le dita per applicare una leggera pressione sulle spalle, alternando il lato destro e sinistro. Questa tecnica aiuta a ridurre la tensione accumulata e migliora la circolazione.
2. **Massaggio delle mani**: Premere leggermente sui palmi e massaggiare le dita una per una, applicando pressione su punti specifici. Questo esercizio rilassa e aiuta a migliorare la concentrazione.
3. **Massaggio dei piedi**: Seduti, applicate pressione sui punti della pianta del piede con i pollici, soffermandovi sulle zone che risultano più sensibili. Il massaggio dei piedi stimola i meridiani e aiuta a migliorare il flusso di energia in tutto il corpo.
4. **Pressione sulla fronte e sulle tempie**: La pressione sulla fronte e sulle tempie è utile per alleviare tensioni e ridurre lo stress. Massaggiate delicatamente le tempie con movimenti circolari, poi spostatevi sulla fronte, applicando una leggera pressione dal centro verso l'esterno. Questo semplice esercizio favorisce rilassamento e chiarezza mentale.

Capitolo 3

Tuina - Il Massaggio Tradizionale Cinese

Il **tuina** (pronunciato "twi-na") è una delle più antiche forme di terapia manuale e costituisce un pilastro fondamentale della medicina tradizionale cinese (MTC). Nato oltre 2000 anni fa, il tuina è stato utilizzato per secoli per trattare una vasta gamma di disturbi fisici ed emotivi. Questo tipo di massaggio si basa sulla teoria dei meridiani e dell'energia vitale (*qi*) e mira a ripristinare l'equilibrio energetico del corpo, promuovendo salute e benessere.

Origini e Filosofia del Tuina

Il tuina ha radici molto antiche e risale ai tempi della dinastia Qin (221-206 a.C.). Tuttavia, la sua evoluzione come pratica terapeutica è avvenuta durante la dinastia Ming (1368-1644 d.C.), quando la medicina cinese iniziò a strutturarsi in modo formale. Tradizionalmente, il tuina veniva praticato nei monasteri e nei centri di guarigione ed era considerato una forma di terapia completa. L'approccio filosofico del tuina è radicato nelle teorie cinesi dell'energia vitale e dei meridiani, un sistema di canali attraverso cui fluisce il *qi*, e dell'equilibrio tra *yin* e *yang*. Questi concetti sostengono che la salute si ottiene quando il *qi* circola liberamente e in armonia tra i vari meridiani del corpo. Secondo la medicina tradizionale cinese, quando il flusso di energia è bloccato o squilibrato, possono sorgere problemi di salute. Il tuina utilizza tecniche manuali specifiche per stimolare i meridiani e i punti di pressione (*acupoint*), rimuovendo i blocchi energetici e migliorando la circolazione del *qi*. La filosofia alla base del tuina vede l'uomo come parte di un sistema complesso e interconnesso: corpo, mente e ambiente sono considerati una cosa sola, e la salute viene percepita come un equilibrio dinamico tra tutti questi elementi. In linea con l'approccio olistico della MTC, il tuina si concentra sulla persona nella sua interezza, piuttosto che sul trattamento di un singolo sintomo o malattia.

Movimenti e Tecniche Principali

Il tuina si distingue per una serie di movimenti e tecniche che includono pressione, frizione, percussione e manipolazione. Questi movimenti vengono applicati lungo i meridiani e su specifici punti di pressione per ristabilire il flusso energetico. Di seguito alcune delle tecniche principali utilizzate nel tuina:

1. **Tui** (spingere): Consiste in un movimento lineare e diretto, applicato lungo i meridiani con il palmo o il pollice. È utile per migliorare la circolazione e rilassare i muscoli tesi.
2. **Na** (afferrare): In questa tecnica, il terapeuta utilizza le dita per afferrare e tirare delicatamente la pelle e i muscoli. È efficace per alleviare la tensione muscolare e stimolare i punti energetici.
3. **An** (premere): An è una pressione diretta esercitata con il pollice o il palmo sui punti di agopuntura specifici. È una tecnica molto efficace per sciogliere i blocchi energetici.
4. **Mo** (strofinare): La tecnica Mo prevede un movimento circolare leggero e rilassante, che stimola la circolazione superficiale e calma il sistema nervoso.
5. **Gun** (rotolare): Questa tecnica utilizza il dorso della mano per eseguire un movimento di rotolamento lungo i muscoli. È utile per migliorare la circolazione e rilassare il tessuto muscolare profondo.
6. **Ji** (percuotere): Le percussioni leggere vengono utilizzate per stimolare i meridiani e per favorire il rilascio di energia bloccata. Questa tecnica è particolarmente utile per il trattamento del dolore muscolare e delle tensioni profonde.
7. **Rou** (impastare): Con movimenti circolari, il praticante impasta la muscolatura per rilassare i muscoli e stimolare i tessuti profondi.

Queste tecniche vengono combinate e adattate a seconda delle esigenze specifiche di ogni individuo, mirando a bilanciare l'energia del corpo e a trattare problemi come tensione, dolori articolari, problemi digestivi e disturbi emotivi.

Applicazioni Terapeutiche del Tuina

Il tuina ha numerose applicazioni terapeutiche e viene utilizzato per trattare una varietà di condizioni, sia fisiche che emotive. Questa pratica si basa sulla stimolazione dei meridiani energetici e dei punti di pressione, con l'obiettivo di ristabilire l'equilibrio e il flusso di *qi* (energia vitale) nel corpo. Di seguito sono elencate alcune delle principali applicazioni terapeutiche del tuina, con una spiegazione dettagliata dei suoi benefici.

1. Alleviamento del Dolore Muscolare e Articolare

Uno degli usi più comuni del tuina è il trattamento di dolori muscolari e articolari, tra cui mal di schiena, cervicalgia, dolori alle spalle e alle ginocchia. Il tuina è particolarmente efficace per alleviare tensioni muscolari e rigidità articolare. Attraverso l'uso di tecniche come la pressione (an), l'impastamento (rou) e il rotolamento (gun), il tuina stimola il flusso sanguigno, alleviando i blocchi energetici e rilassando i tessuti. La manipolazione dei muscoli e delle articolazioni aiuta a migliorare la mobilità, riducendo dolori e rigidità. Questo rende il tuina una scelta terapeutica ideale per le persone che soffrono di dolori cronici o di lesioni sportive.

2. Miglioramento della Circolazione Sanguigna e Linfatica

Un'altra applicazione terapeutica importante del tuina riguarda il miglioramento della circolazione sanguigna e linfatica. Stimolando i meridiani e i punti di pressione, il tuina favorisce la circolazione del sangue e della linfa, che sono essenziali per il trasporto di ossigeno e nutrienti alle cellule e per l'eliminazione delle tossine. Questo miglioramento del flusso sanguigno aiuta a mantenere i tessuti del corpo in salute, accelerando i processi di guarigione e migliorando l'aspetto della pelle. Inoltre, una buona circolazione linfatica contribuisce a rafforzare il sistema immunitario e a prevenire l'accumulo di liquidi nei tessuti.

3. Riequilibrio Energetico

La filosofia del tuina si basa sul mantenimento di un equilibrio armonico del *qi*. Secondo la medicina tradizionale cinese, molti problemi di salute derivano da squilibri energetici o da blocchi lungo i meridiani. Il tuina lavora per rimuovere questi blocchi e ristabilire il flusso armonico dell'energia attraverso il corpo. Un riequilibrio del *qi* può avere effetti positivi su molti aspetti della salute, poiché contribuisce a prevenire l'insorgenza di disturbi, a ridurre lo stress e a migliorare il benessere generale.

4. Riduzione dello Stress e dell'Ansia

Il tuina è una terapia estremamente rilassante e offre grandi benefici a livello mentale ed emotivo. Attraverso la stimolazione dei punti di pressione e dei meridiani, il tuina aiuta a rilassare il sistema nervoso, riducendo il livello di cortisolo (l'ormone dello stress) nel corpo. La pratica del tuina incoraggia il rilascio di endorfine, neurotrasmettitori che inducono un senso di calma e benessere. Questo rende il tuina particolarmente efficace per trattare lo stress, l'ansia e i disturbi del sonno. Molte persone riferiscono un miglioramento della qualità del sonno e una riduzione dello stress dopo una sessione di tuina, poiché la pratica favorisce una profonda sensazione di rilassamento e di connessione mente-corpo.

5. Supporto alla Digestione

Il tuina può essere utilizzato per migliorare la digestione e alleviare problemi come gonfiore, stitichezza e indigestione. Attraverso la stimolazione di specifici punti legati al sistema digestivo, il tuina aiuta a bilanciare l'energia del meridiano dello stomaco e della milza, che sono fondamentali per una digestione sana. Le tecniche di massaggio addominale e di pressione sui punti di acupressione stimolano il movimento peristaltico e migliorano la circolazione sanguigna nell'area addominale, facilitando il processo digestivo e riducendo il senso di pesantezza e gonfiore. Questo rende il tuina una valida opzione terapeutica per chi soffre di disturbi digestivi cronici o di disagi gastrointestinali.

6. Rinforzo del Sistema Immunitario

Il tuina contribuisce indirettamente al rafforzamento del sistema immunitario. Stimolando il flusso di energia nei meridiani e migliorando la circolazione linfatica, il tuina aiuta il corpo a combattere le infezioni e a prevenire le malattie. Il miglioramento della circolazione linfatica favorisce la rimozione delle tossine e dei rifiuti cellulari, aiutando il corpo a mantenere un ambiente interno pulito e sano. Inoltre, riducendo lo stress e migliorando la qualità del sonno, il tuina ha un impatto positivo sul sistema immunitario, poiché lo stress cronico può indebolire le difese immunitarie.

7. Trattamento dei Disturbi Respiratori

Il tuina è particolarmente efficace per trattare disturbi respiratori come tosse, asma e bronchite. Attraverso la stimolazione dei punti di pressione e dei meridiani associati ai polmoni, il tuina può aiutare a migliorare la respirazione e a ridurre la congestione. La stimolazione di punti specifici come il punto Zhongfu (LU-1), che si trova sul petto, può favorire il rilassamento dei muscoli respiratori e migliorare la capacità polmonare. Questo rende il tuina una valida opzione complementare per chi soffre di disturbi respiratori cronici, in quanto aiuta a gestire i sintomi e a migliorare la qualità della vita.

8. Trattamento di Cefalee e Emicranie

Il tuina è utile per il trattamento delle cefalee e delle emicranie, che spesso sono legate a tensioni muscolari e squilibri energetici. Attraverso la stimolazione dei punti di pressione sulla testa, sul collo e sulle spalle, il tuina aiuta a rilassare i muscoli, a ridurre la tensione e a migliorare la circolazione sanguigna nella zona cervicale. Questo trattamento è particolarmente efficace per chi soffre di mal di testa da tensione, poiché la pratica del tuina allevia la rigidità muscolare e migliora il flusso di *qi* nella testa. La pressione sui punti specifici lungo i meridiani di vescica e di intestino crasso può fornire un sollievo rapido e duraturo.

9. Supporto alla Salute Riproduttiva

Il tuina è spesso utilizzato per migliorare la salute riproduttiva e supportare il sistema endocrino. Attraverso la stimolazione dei punti di pressione e dei meridiani associati al sistema riproduttivo, il tuina può aiutare a regolare i livelli ormonali e migliorare la circolazione nella zona pelvica. Questa terapia è utile per chi soffre di irregolarità mestruali, dolori mestruali e per chi desidera migliorare la fertilità. La pratica del tuina favorisce l'equilibrio energetico nella zona dell'addome e del bacino, contribuendo a ridurre i sintomi legati ai disturbi riproduttivi e a promuovere una salute ottimale in questa area.

10. Miglioramento della Salute Mentale ed Emotiva

Il tuina ha anche un impatto significativo sulla salute mentale ed emotiva. Poiché la medicina tradizionale cinese considera la mente e il corpo come un'unità inseparabile, il trattamento delle energie e dei meridiani può aiutare a riequilibrare gli stati emotivi e a migliorare la salute mentale. Il rilassamento profondo indotto dal tuina stimola il rilascio di neurotrasmettitori come la serotonina e la dopamina, contribuendo a ridurre la depressione e l'ansia. Inoltre, il tuina può aiutare a liberare le emozioni represse, favorendo una maggiore consapevolezza di sé e un senso di calma e benessere generale.

Queste applicazioni terapeutiche rendono il tuina una pratica versatile, in grado di trattare non solo sintomi specifici, ma di lavorare a un livello più profondo, promuovendo l'equilibrio globale del corpo e della mente.

Routine di Tuina per il Benessere Quotidiano

Il tuina non richiede necessariamente la presenza di un terapeuta professionista: alcune tecniche possono essere applicate anche come autotrattamento per migliorare il benessere quotidiano. Ecco una semplice routine di tuina che chiunque può eseguire per rilassarsi e riequilibrare l'energia del corpo:

1. **Riscaldamento delle mani**: Iniziate strofinando i palmi delle mani insieme per riscaldarli. Questo serve a stimolare l'energia nelle mani, preparandole per il massaggio.
2. **Massaggio delle spalle**: Con il pollice e le dita, eseguite una leggera pressione circolare sulle spalle, muovendovi dalla base del collo verso l'esterno. Questo aiuta a rilassare i muscoli delle spalle e a rilasciare la tensione accumulata.

3. **Stimolazione del punto Hegu (LI-4)**: Il punto Hegu, situato tra il pollice e l'indice, è un punto molto importante per alleviare lo stress e ridurre il mal di testa. Applicate una pressione costante su questo punto con il pollice per 1-2 minuti, respirando profondamente.
4. **Massaggio della zona lombare**: Posizionate i pugni chiusi sui lati della zona lombare e utilizzate movimenti circolari per massaggiare la schiena. Questo massaggio aiuta a rilassare la zona lombare e a stimolare i reni, favorendo l'energia vitale.
5. **Massaggio dell'addome**: Con il palmo della mano, eseguite movimenti circolari sull'addome in senso orario. Questo massaggio stimola il sistema digestivo e aiuta a migliorare la digestione.
6. **Strofinamento delle gambe**: Con entrambe le mani, strofinare delicatamente le gambe dai piedi fino alle cosce. Questo aiuta a migliorare la circolazione e a rilassare i muscoli delle gambe.
7. **Massaggio della testa**: Utilizzate le dita per massaggiare il cuoio capelluto con movimenti circolari. Questo massaggio è utile per rilassare la mente e alleviare il mal di testa.

Questa semplice routine di tuina può essere eseguita ogni giorno per migliorare la circolazione, ridurre lo stress e favorire un senso generale di benessere. Il tuina come pratica quotidiana può aiutare a mantenere il corpo in uno stato di equilibrio e armonia, prevenendo l'accumulo di tensioni e il ristagno energetico. Con una costante applicazione, il tuina non solo contribuisce alla salute fisica, ma promuove anche la calma mentale e l'energia vitale, sostenendo così un benessere completo e duraturo.

Capitolo 4

Reiki - L'Energia Universale per l'Armonia Interiore

Il **reiki** è una pratica spirituale e terapeutica che sfrutta l'energia universale per promuovere il benessere fisico, mentale e spirituale. Nata in Giappone all'inizio del XX secolo grazie a Mikao Usui, il reiki è una tecnica di guarigione energetica che si basa sulla trasmissione di energia attraverso le mani. La parola "reiki" deriva dalla combinazione di due caratteri giapponesi: *rei* (energia universale o spirituale) e *ki* (energia vitale), a indicare il principio di una forza energetica universale che fluisce attraverso tutto ciò che vive.

Secondo il reiki, ogni individuo è parte di un flusso energetico universale, e il benessere si ottiene mantenendo questa energia in equilibrio. La pratica reiki mira quindi a riportare armonia e stabilità, aiutando il corpo e la mente a ritrovare la capacità di autoguarigione.

Introduzione al Reiki e alla sua Storia

Il reiki ha avuto origine in Giappone nei primi anni del XX secolo, grazie al maestro Mikao Usui. Usui, nato in una famiglia di samurai, trascorse gran parte della sua vita in cerca di una forma di guarigione spirituale e di illuminazione. Dopo anni di studi e meditazione, Usui raccontò di aver ricevuto la conoscenza del reiki durante una meditazione intensa sul monte Kurama, dove percepì il flusso dell'energia universale. Da questo momento, Usui sviluppò un metodo per canalizzare l'energia e utilizzarla per la guarigione, ponendo le basi del sistema reiki.

Il reiki si diffonde poi attraverso i discepoli di Usui, in particolare grazie a Chujiro Hayashi, che perfezionò il metodo di attivazione e di trasmissione dell'energia, e a Hawayo Takata, una donna hawaiana di origini giapponesi, che portò il reiki negli Stati Uniti e lo fece conoscere al mondo occidentale. Oggi, il reiki è praticato in tutto il mondo come una tecnica di benessere olistico, che unisce aspetti fisici, emotivi e spirituali.

I Cinque Principi del Reiki

Mikao Usui formulò i Cinque Principi del Reiki come guida per la pratica e per la vita quotidiana. Questi principi rappresentano una sorta di "codice morale" che aiuta a mantenere una mentalità positiva e a rafforzare l'energia personale. Recitati ogni giorno come una forma di meditazione, i cinque principi sono:

1. **Solo per oggi, non ti arrabbiare.**
   - Questo principio invita a lasciare andare la rabbia e a non lasciarsi sopraffare dalle emozioni negative. La rabbia consuma l'energia vitale e crea blocchi energetici nel corpo. Coltivare la calma interiore aiuta a mantenere l'equilibrio.
2. **Solo per oggi, non ti preoccupare.**
   - L'ansia e la preoccupazione sono tra le principali cause di squilibrio energetico. Questo principio incoraggia a vivere nel presente, liberandosi dalle preoccupazioni sul futuro e sui problemi che non possiamo controllare.
3. **Sii grato.**
   - La gratitudine è una forza positiva che apre la mente e il cuore, permettendo all'energia di fluire liberamente. Praticare la gratitudine aiuta a mantenere uno stato mentale positivo e ad apprezzare la vita in tutte le sue sfumature.
4. **Lavora sodo.**
   - Questo principio invita a impegnarsi nelle proprie attività con dedizione e passione. Essere autentici e fare del proprio meglio in ogni azione contribuisce a mantenere un equilibrio energetico stabile.
5. **Sii gentile verso gli altri.**
   - La gentilezza è una forma di energia che genera armonia. Trattare gli altri con compassione e rispetto crea un ambiente energetico positivo, che favorisce il benessere sia per se stessi sia per chi ci circonda.

Recitare questi principi quotidianamente aiuta a creare una mentalità di pace, rispetto e gratitudine, rendendo il reiki non solo una tecnica di guarigione, ma una vera e propria filosofia di vita.

Livelli di Attivazione e Simboli

Il reiki è strutturato su tre livelli di attivazione, o *gradi*, che corrispondono a diversi stadi di apprendimento e pratica. Ogni livello viene accompagnato da simboli specifici, che aiutano a canalizzare l'energia e a intensificare gli effetti della pratica.

1. **Primo Livello (Shoden):**
   - Nel primo livello, l'iniziato viene introdotto al reiki e riceve l'attivazione (o *sintonizzazione*) per iniziare a lavorare con l'energia. Questo livello si concentra principalmente sull'autotrattamento e sull'apprendimento delle posizioni delle mani. Si utilizzano le mani per canalizzare l'energia su sé stessi e su altri in presenza.
2. **Secondo Livello (Okuden):**
   - Con il secondo livello, il praticante riceve l'attivazione di simboli più avanzati, che permettono di lavorare con l'energia a distanza e di trattare problemi emotivi e mentali. Il simbolo del *Sei Hei Ki*, ad esempio, viene utilizzato per bilanciare l'energia emotiva, mentre il *Hon Sha Ze Sho Nen* permette di inviare reiki a distanza, oltre le barriere fisiche e temporali.
3. **Terzo Livello (Shinpiden), o Livello di Maestro:**
   - Il terzo livello è il livello di maestria, in cui il praticante apprende il simbolo del maestro, *Dai Ko Myo*, e acquisisce la capacità di insegnare il reiki e di effettuare attivazioni su altri. Questo livello rappresenta una profonda comprensione del reiki e l'impegno a diffondere la pratica.

Ogni livello di reiki porta con sé una maggiore responsabilità e richiede un impegno verso il miglioramento di sé e verso l'assistenza degli altri. I simboli del reiki non sono solo strumenti pratici, ma veri e propri veicoli di consapevolezza, che aiutano il praticante a comprendere e a gestire le energie sottili.

Pratiche di Base per l'Autotrattamento

L'autotrattamento è uno dei pilastri fondamentali del reiki e consiste nel canalizzare l'energia su sé stessi per promuovere il benessere e l'equilibrio. Per eseguire un autotrattamento reiki, è importante creare un ambiente tranquillo, dove potersi rilassare e concentrare.

1. **Preparazione:**
   - Trovate un posto comodo e tranquillo. Sedetevi o sdraiatevi e chiudete gli occhi. Portate l'attenzione sul respiro, inspirando ed espirando lentamente per qualche minuto per rilassare mente e corpo.
2. **Posizioni delle mani:**
   - Le posizioni delle mani per l'autotrattamento seguono un ordine che copre tutte le principali aree energetiche del corpo, includendo la testa, il petto, l'addome e il bacino. Di seguito alcune posizioni fondamentali:
     - **Fronte e occhi:** Posizionate entrambe le mani sulla fronte, coprendo anche gli occhi. Questa posizione calma la mente e riduce lo stress.
     - **Sommità della testa:** Posizionate una mano sulla sommità del capo. Questo aiuta a stimolare l'energia della corona e a promuovere chiarezza mentale.
     - **Cuore:** Posizionate le mani sul petto, in corrispondenza del cuore. Questa posizione stimola l'energia emotiva e favorisce la serenità interiore.
     - **Addome:** Posizionate le mani sulla pancia. Questa posizione promuove il radicamento e la connessione con il centro energetico del corpo.
     - **Ginocchia e piedi:** Terminate l'autotrattamento posizionando le mani sulle ginocchia o sui piedi, favorendo il rilascio di energia stagnante.
3. **Durata e intenzione:**
   - Ogni posizione può essere mantenuta per 2-5 minuti. Durante l'autotrattamento, mantenete un'intenzione positiva, visualizzando l'energia che scorre attraverso le mani e riempie il corpo di luce e serenità.

L'autotrattamento reiki può essere praticato ogni giorno per riequilibrare l'energia, migliorare l'umore e ridurre lo stress. Con il tempo, il praticante sviluppa una sensibilità maggiore verso le proprie esigenze energetiche, adattando le posizioni in base ai bisogni specifici del momento.

Come Condurre una Sessione di Reiki per Altri

Condurre una sessione di reiki per altri richiede sensibilità, concentrazione e un ambiente rilassante e protetto. Prima di iniziare, è importante creare uno spazio tranquillo, magari con luci soffuse, una musica rilassante e, se desiderato, un leggero incenso o olio essenziale per favorire il rilassamento.

La sessione di reiki inizia con un breve colloquio per comprendere le esigenze del ricevente e chiarire l'intenzione della sessione. Questo aiuta a stabilire una connessione empatica e a identificare eventuali aree di tensione fisica o emotiva che richiedono attenzione. Prima di iniziare, il praticante può anche fare una breve meditazione per centrarsi e connettersi all'energia universale.

Durante la sessione, il praticante posiziona delicatamente le mani su diverse aree del corpo del ricevente, partendo dalla testa e scendendo lungo il corpo. Le posizioni delle mani possono includere la fronte, il cuore, l'addome, le spalle, le ginocchia e i piedi. Ogni posizione viene mantenuta per alcuni minuti, permettendo all'energia reiki di fluire e di riequilibrare il *ki* del ricevente.

Il praticante deve mantenere una presenza calma e rispettosa, rimanendo attento ai segnali energetici del corpo dell'altro e regolando la durata e l'intensità di ogni posizione. Al termine, è utile parlare con il ricevente per condividere eventuali sensazioni e per concludere la sessione con un momento di gratitudine e di distacco energetico, lasciando il ricevente in uno stato di calma e rilassamento.

Capitolo 5

Ayurveda - La Scienza della Vita e dei Dosha

L'**Ayurveda** è una delle più antiche scienze della vita, nata in India oltre 5000 anni fa. Il termine sanscrito "Ayurveda" deriva da *ayus* (vita) e *veda* (conoscenza), e significa letteralmente "scienza della vita". Questa pratica si basa sulla comprensione profonda della natura e dei suoi cicli, e mira a preservare la salute attraverso l'equilibrio tra corpo, mente e spirito. L'Ayurveda considera ogni individuo unico e offre una serie di strumenti e conoscenze per raggiungere e mantenere l'armonia personale, attraverso l'alimentazione, l'esercizio fisico, la meditazione e le terapie naturali.

I Fondamenti dell'Ayurveda

L'Ayurveda si fonda su alcuni principi fondamentali che governano la salute e la malattia. Alla base di questa scienza c'è il concetto di *prana*, o energia vitale, che scorre nel corpo e che deve essere mantenuta in equilibrio. La salute è considerata uno stato di equilibrio tra le energie vitali, i cosiddetti *dosha*, e uno stato di armonia tra corpo, mente e ambiente.

Secondo l'Ayurveda, ogni persona nasce con una combinazione unica di energie, che determinano il suo *prakriti*, o costituzione. Questa costituzione è composta da tre dosha principali: **Vata**, **Pitta** e **Kapha**. I dosha sono combinazioni di cinque elementi fondamentali – etere, aria, fuoco, acqua e terra – e ciascun dosha possiede qualità specifiche derivanti da questi elementi. L'equilibrio dei dosha determina la salute, mentre il loro squilibrio porta alla malattia. L'Ayurveda considera anche fattori esterni, come l'alimentazione, lo stile di vita e l'ambiente, nel mantenimento della salute e nella prevenzione delle malattie.

I Tre Dosha: Vata, Pitta e Kapha

I tre dosha – Vata, Pitta e Kapha – rappresentano le energie fondamentali che regolano tutte le funzioni biologiche e psicologiche del corpo e della mente.

1. **Vata (Etere e Aria)**: Vata è il dosha del movimento. Governa la respirazione, la circolazione, l'impulso nervoso e l'eliminazione dei rifiuti. Le persone con una costituzione Vata sono generalmente snelle, con una pelle secca e capelli sottili. La loro energia è spesso irregolare, alternando periodi di grande attività a fasi di stanchezza. Vata è il dosha più sensibile e facilmente squilibrato da stress, freddo e routine irregolari. Quando Vata è in eccesso, può causare ansia, insonnia, dolori articolari e difficoltà digestive.
2. **Pitta (Fuoco e Acqua)**: Pitta è il dosha del metabolismo e del calore. Governa la digestione, l'assorbimento, la nutrizione e la temperatura corporea. Le persone con una costituzione Pitta tendono ad avere una struttura media, una pelle chiara e talvolta arrossata, e un metabolismo attivo. Sono persone decise, con una mente acuta, ma possono diventare facilmente impazienti o irritabili. Un eccesso di Pitta può portare a infiammazioni, irritabilità, problemi digestivi e disordini della pelle come eruzioni cutanee.
3. **Kapha (Acqua e Terra)**: Kapha è il dosha della stabilità e della struttura. Governa la lubrificazione, la crescita cellulare e la forza fisica. Le persone con una costituzione Kapha hanno generalmente una corporatura robusta, una pelle liscia e tendono a essere emotivamente stabili e compassionevoli. Kapha è lento a cambiare, quindi tende a mantenere facilmente la salute. Tuttavia, un eccesso di Kapha può portare a letargia, aumento di peso, depressione e accumulo di muco nel corpo.

Come Individuare il Proprio Dosha

Individuare il proprio dosha dominante è essenziale per comprendere le esigenze uniche del proprio corpo e adottare un approccio ayurvedico alla salute. In generale, il dosha dominante riflette la nostra costituzione fisica e mentale e influenza il modo in cui il corpo risponde ai cambiamenti e agli stimoli esterni. Ci sono diversi metodi per identificare il proprio dosha:

1. **Osservazione delle Caratteristiche Fisiche**: Ogni dosha ha tratti fisici distintivi. Ad esempio, una persona Vata può avere una corporatura esile, pelle secca e una tendenza a muoversi velocemente. Una persona Pitta può avere una corporatura media,

una pelle calda e incline agli arrossamenti. Una persona Kapha tende a essere più robusta e a mantenere il peso con facilità.

2. **Analisi delle Tendenze Mentali**: I dosha influenzano anche la mente e le emozioni. Vata è associato a una mente creativa, Pitta a una mente determinata e analitica, e Kapha a una mente calma e compassionevole.

3. **Questionari Ayurvedici**: Molti questionari ayurvedici aiutano a determinare il dosha dominante rispondendo a domande su tratti fisici, abitudini alimentari, comportamento e stato emotivo. Questi questionari forniscono un'indicazione generale, ma è sempre utile consultare un esperto ayurvedico per una valutazione più precisa.

Una volta individuato il proprio dosha dominante, è possibile adottare uno stile di vita e una dieta personalizzati per mantenere l'equilibrio energetico e prevenire gli squilibri.

Dieta e Stile di Vita Ayurvedici

La dieta e lo stile di vita sono elementi fondamentali per mantenere l'equilibrio dei dosha. L'Ayurveda considera ogni alimento come portatore di un'energia specifica che può influenzare il corpo e la mente in modi diversi. Un'alimentazione e uno stile di vita adeguati a ciascun dosha possono aiutare a prevenire squilibri e malattie.

1. **Dieta per Vata**: Le persone Vata tendono a essere fredde e secche, quindi hanno bisogno di cibi caldi, unti e nutrienti. Sono indicati cibi cotti e sostanziosi, come zuppe, stufati e cereali. Dovrebbero evitare cibi freddi, crudi, piccanti e amari, poiché aumentano la secchezza e il nervosismo. Erbe calmanti come lo zenzero e il basilico sono ideali per Vata.

2. **Dieta per Pitta**: Le persone Pitta tendono ad avere un metabolismo attivo e una temperatura corporea elevata, quindi beneficiano di cibi freschi, dolci e rinfrescanti. Sono ideali verdure crude, frutta dolce, insalate e latticini. Dovrebbero evitare cibi piccanti, acidi e salati, poiché aumentano il calore interno. Erbe come la menta e il coriandolo possono essere utili per calmare Pitta.

3. **Dieta per Kapha**: Le persone Kapha tendono a essere fredde e umide, quindi traggono beneficio da cibi leggeri, secchi e caldi. Dovrebbero preferire cibi speziati e amari, evitando cibi pesanti, unti

e dolci. I cibi piccanti, come il pepe e il cumino, aiutano a stimolare Kapha e a prevenire la letargia.

Oltre alla dieta, l'Ayurveda raccomanda di adottare abitudini quotidiane che favoriscano l'equilibrio dei dosha. Ad esempio, le persone Vata dovrebbero dormire regolarmente, le persone Pitta dovrebbero evitare esposizioni eccessive al sole, e le persone Kapha dovrebbero fare attività fisica regolare.

Routine Ayurvedica per l'Equilibrio Giornaliero

L'Ayurveda incoraggia una routine giornaliera (dinacharya) per mantenere l'equilibrio e favorire una vita sana e armoniosa. Una routine giornaliera ayurvedica include pratiche di cura personale, esercizio fisico, meditazione e alimentazione consapevole. Ecco una routine di base che può essere adattata ai bisogni individuali.

1. **Risveglio Mattutino**: L'Ayurveda raccomanda di svegliarsi presto, idealmente prima dell'alba, durante il periodo Vata (tra le 2:00 e le 6:00 del mattino), quando l'energia del movimento facilita il risveglio. Bere un bicchiere di acqua tiepida al risveglio aiuta a idratare il corpo e a stimolare la digestione.

2. **Pulizia e Cura del Corpo**: La routine ayurvedica prevede pratiche come la pulizia della lingua con un nettalingua per rimuovere le tossine accumulate durante la notte, e il lavaggio della bocca. La pratica dell'*oil pulling*, cioè il risciacquo della bocca con olio di sesamo o cocco, è consigliata per migliorare l'igiene orale, eliminare le tossine e rafforzare le gengive. Dopo la pulizia orale, sciacquare il viso con acqua fresca e detergere delicatamente il viso aiuta a risvegliare i sensi. Anche la pratica del lavaggio delle narici con acqua salata (Jala Neti) è comune, poiché aiuta a liberare le vie respiratorie e a migliorare la respirazione.

3. **Abyanga (Massaggio con Olio)**: L'Ayurveda raccomanda un auto-massaggio quotidiano con olio caldo, noto come *abyanga*, per stimolare la circolazione, nutrire la pelle e calmare il sistema nervoso. Per le persone con costituzione Vata, l'olio di sesamo è ideale per le sue proprietà riscaldanti; per Pitta si consiglia l'olio di cocco per il suo effetto rinfrescante; mentre per Kapha è utile l'olio di senape, leggero e riscaldante. Massaggiare il corpo con olio per

10-15 minuti prima della doccia aiuta a eliminare le tossine e a rilassare i muscoli.

4. **Esercizio Fisico**: L'attività fisica quotidiana è essenziale per mantenere l'energia dei dosha in equilibrio. Le persone Vata beneficiano di esercizi leggeri e ritmici come lo yoga o il tai chi, per evitare sovraccarichi. Pitta può scegliere esercizi moderati come jogging o ciclismo, evitando sforzi intensi sotto il sole. Kapha, che tende alla staticità, può fare attività fisica più intensa come il nuoto o esercizi aerobici per stimolare l'energia.

5. **Meditazione e Pranayama (Respirazione)**: Praticare meditazione o esercizi di respirazione (pranayama) ogni mattina aiuta a calmare la mente e a centrare l'energia. La meditazione favorisce la chiarezza mentale e riduce lo stress, mentre il pranayama migliora il flusso energetico e ossigena il corpo.

6. **Colazione e Alimentazione Consapevole**: Una colazione leggera e bilanciata è consigliata in base al dosha: Vata può scegliere una colazione calda e sostanziosa, Pitta può preferire frutta e alimenti rinfrescanti, mentre Kapha può optare per una colazione leggera e asciutta. Consumare i pasti a orari regolari, mangiare con consapevolezza e evitare distrazioni durante il pasto sono principi chiave per favorire una buona digestione.

7. **Pausa Pranzo e Riposo Pomeridiano**: Il pranzo dovrebbe essere il pasto principale della giornata, consumato intorno a mezzogiorno, quando la digestione è al massimo. Dopo pranzo, si può fare una breve passeggiata per favorire la digestione.

8. **Rituale Serale e Preparazione al Sonno**: La sera, si consiglia di cenare presto e di optare per un pasto leggero. Prima di dormire, è utile dedicare qualche minuto a una pratica di rilassamento come la lettura, la meditazione o la respirazione lenta. Andare a letto presto, idealmente intorno alle 22:00, è fondamentale per garantire un sonno profondo e ristoratore.

Seguire questa routine giornaliera ayurvedica aiuta a mantenere l'equilibrio dei dosha, a promuovere la vitalità e a favorire un benessere duraturo sia a livello fisico che mentale.

Ecco un semplice questionario per aiutarti a individuare a quale dosha appartieni. Rispondi a ciascuna domanda scegliendo la risposta che meglio descrive le tue caratteristiche fisiche e mentali. Alla fine, conta il numero di risposte per ogni dosha (Vata, Pitta e Kapha) per vedere quale è dominante.

Questionario per Identificare il Proprio Dosha

Caratteristiche Fisiche

1. **La mia corporatura è:**
   - a) Sottile e leggera (Vata)
   - b) Media e atletica (Pitta)
   - c) Robusta e solida (Kapha)
2. **Il mio peso corporeo:**
   - a) Fluttua facilmente (Vata)
   - b) Rimane abbastanza stabile (Pitta)
   - c) È difficile da perdere o guadagnare (Kapha)
3. **La mia pelle è:**
   - a) Secca e sensibile (Vata)
   - b) Calda e facilmente soggetta ad arrossamenti (Pitta)
   - c) Liscia e oleosa (Kapha)
4. **Le mie mani e i miei piedi tendono a essere:**
   - a) Freddi e secchi (Vata)
   - b) Caldi e umidi (Pitta)
   - c) Caldi e morbidi (Kapha)
5. **I miei capelli sono:**
   - a) Secchi e fini (Vata)
   - b) Lisci e sottili, talvolta con tendenza a ingrassarsi (Pitta)
   - c) Spessi e abbondanti (Kapha)

Caratteristiche Mentali

6. **Quando studio o apprendo qualcosa:**
   - a) Tendo a imparare velocemente ma posso dimenticare altrettanto velocemente (Vata)
   - b) Apprendo in modo costante e ricordo a lungo (Pitta)
   - c) Apprendo lentamente ma ricordo con facilità (Kapha)

7. **La mia mente è spesso:**
   - a) Creativa e mutevole (Vata)
   - b) Logica e focalizzata (Pitta)
   - c) Calma e pacata (Kapha)
8. **Sotto stress, tendo a:**
   - a) Diventare ansioso o preoccupato (Vata)
   - b) Diventare irritabile o arrabbiato (Pitta)
   - c) Diventare apatico o cercare conforto nel cibo (Kapha)

Preferenze e Abitudini

9. **Il mio appetito è:**
   - a) Irregolare, mangio poco e spesso salto pasti (Vata)
   - b) Forte e costante, difficilmente salto un pasto (Pitta)
   - c) Moderato, mangio per abitudine e mi sazio facilmente (Kapha)
10. **La mia reazione al clima freddo è:**
    - a) Non lo tollero bene, mi sento più freddo del solito (Vata)
    - b) Non mi disturba particolarmente (Pitta)
    - c) Lo tollero bene, preferisco il freddo al caldo (Kapha)
11. **La mia preferenza per l'attività fisica:**
    - a) Mi piace l'attività leggera e varia (Vata)
    - b) Amo l'attività intensa e competitiva (Pitta)
    - c) Preferisco attività calme o moderate (Kapha)

Interpretazione dei Risultati

Conta quante volte hai scelto ciascuna risposta associata a Vata, Pitta e Kapha.

- Se hai prevalenza di risposte **Vata**, significa che questo dosha è probabilmente dominante in te. Le tue caratteristiche principali sono il movimento, la creatività e una certa instabilità.
- Se hai prevalenza di risposte **Pitta**, allora Pitta è il tuo dosha dominante. Le tue qualità includono l'energia, la determinazione e una tendenza a riscaldarsi rapidamente.

- Se hai prevalenza di risposte **Kapha**, Kapha è il tuo dosha
  principale. Hai qualità di stabilità, calma e una corporatura robusta.

Questi risultati sono indicativi e possono essere confermati consultando
un esperto ayurvedico, che può fornirti una valutazione più accurata e
suggerimenti per mantenere il tuo equilibrio energetico.

Capitolo 6

Do-In - L'Automassaggio e l'Esercizio per il Benessere Energetico

Il **Do-In** è una pratica di origine giapponese che combina automassaggio, esercizi di stretching e tecniche di respirazione per stimolare il flusso di energia vitale (*ki*) nel corpo. Il nome Do-In significa letteralmente "condurre l'energia" e si basa sull'antica filosofia orientale che considera il corpo umano come un sistema energetico in cui l'energia deve fluire liberamente per garantire salute e benessere. Simile in alcuni aspetti allo shiatsu e al qi gong, il Do-In si concentra sul risveglio dell'energia interna attraverso l'automassaggio e il movimento. È una pratica semplice, che può essere eseguita da chiunque, e richiede solo pochi minuti al giorno per offrire benefici significativi, come la riduzione dello stress, l'aumento dell'energia vitale e una maggiore consapevolezza del proprio corpo.

Introduzione al Do-In, un'Antica Pratica Giapponese di Automassaggio e Stretching

Le radici del Do-In risalgono all'antica medicina orientale, in particolare alla medicina tradizionale cinese e giapponese, dove il concetto di *ki* o energia vitale è centrale. Secondo questa filosofia, l'energia vitale scorre lungo i meridiani, una rete di canali energetici che attraversa il corpo e che collega organi, muscoli e tessuti. Quando il flusso di *ki* è fluido e armonioso, il corpo e la mente si trovano in uno stato di equilibrio; tuttavia, quando l'energia si blocca o si indebolisce, possono insorgere problemi di salute fisica ed emotiva.

Il Do-In è stato sviluppato come una tecnica per mantenere il flusso di *ki* attraverso automassaggi e stretching mirato, che stimola i meridiani e libera eventuali blocchi energetici. Questa pratica include anche esercizi di respirazione e consapevolezza, poiché una respirazione profonda e controllata è fondamentale per supportare il flusso di energia nel corpo. Oggi, il Do-In è praticato come un metodo di autocura per migliorare la vitalità, alleviare il dolore muscolare, ridurre la tensione e rafforzare la connessione tra corpo e mente.

Esercizi di Base di Do-In per Stimolare l'Energia e Ridurre lo Stress

Gli esercizi di Do-In sono semplici e possono essere eseguiti da chiunque, indipendentemente dall'età o dal livello di esperienza. L'obiettivo è di risvegliare l'energia attraverso il tocco e il movimento, stimolando specifiche aree del corpo. Di seguito sono descritti alcuni esercizi di base di Do-In.

1. **Strofinamento delle Mani e dei Piedi**
   - Iniziate strofinando vigorosamente i palmi delle mani insieme per alcuni secondi, fino a sentire calore. Questo risveglia l'energia nei palmi, che possono poi essere utilizzati per massaggiare altre parti del corpo.
   - Passate quindi a massaggiare i piedi, concentrandovi sulle piante. Utilizzate i pollici per applicare una leggera pressione e massaggiate con movimenti circolari. Il massaggio dei piedi stimola i punti di riflesso che corrispondono a vari organi e favorisce il rilascio delle tensioni.
2. **Massaggio del Cuoio Capelluto**
   - Posizionate le dita sul cuoio capelluto e massaggiate con movimenti circolari, partendo dalla parte superiore della testa e scendendo verso la nuca. Questo massaggio migliora la circolazione del sangue alla testa, rilassa i muscoli del cuoio capelluto e stimola l'energia mentale, contribuendo a una maggiore chiarezza mentale.
3. **Tapping sul Corpo**
   - Il tapping, o picchiettamento, è una tecnica comune nel Do-In per risvegliare l'energia. Con le punte delle dita, picchiettate delicatamente diverse parti del corpo, iniziando dalla testa e scendendo verso il basso. Concentratevi su aree come le spalle, le braccia, il petto, l'addome, le gambe e i piedi. Questo esercizio stimola la circolazione sanguigna e aiuta a sciogliere le tensioni muscolari.

4. **Stiramenti dei Meridiani**
   - Gli esercizi di stretching mirato sono un elemento fondamentale del Do-In, poiché aiutano a stimolare il flusso energetico nei meridiani. Per esempio, per stimolare il meridiano del polmone, allungate il braccio sopra la testa con il palmo rivolto verso l'esterno e piegate delicatamente il corpo verso il lato opposto. Questo tipo di stretching non solo aumenta la flessibilità, ma facilita anche la respirazione profonda.
5. **Automassaggio Addominale**
   - Sedetevi in posizione comoda e utilizzate il palmo della mano per eseguire movimenti circolari sull'addome, in senso orario. Questo massaggio stimola il sistema digestivo e migliora il flusso di *ki* nell'area addominale. È particolarmente utile per alleviare la tensione addominale e migliorare la digestione.
6. **Respirazione Profonda**
   - La respirazione è essenziale nel Do-In. Prendete alcuni minuti per fare respiri lenti e profondi, inspirando attraverso il naso e espirando attraverso la bocca. Durante la respirazione, immaginate l'energia che si espande nel corpo, riempiendo ogni cellula di vitalità e benessere. La respirazione profonda riduce lo stress e favorisce un senso di calma.

Questi esercizi possono essere eseguiti individualmente o come parte di una sequenza completa. Praticati con regolarità, contribuiscono a ridurre la tensione, migliorare la circolazione e risvegliare il corpo, creando una sensazione di rilassamento e benessere generale.

Come Incorporare il Do-In nella Propria Routine Mattutina per Migliorare l'Energia Vitale

Il Do-In può essere un'ottima aggiunta alla routine mattutina, poiché aiuta a risvegliare il corpo e la mente, a prepararsi per la giornata e a migliorare l'energia vitale. Ecco un esempio di routine mattutina di Do-In per iniziare la giornata con vitalità:

1. **Risveglio e Preparazione**
   - Dopo esservi alzati, iniziate con alcuni respiri profondi per centrare la mente e preparare il corpo. Inspirate

profondamente attraverso il naso, trattenete il respiro per qualche secondo, quindi espirate lentamente. Questa respirazione aiuta a risvegliare il sistema nervoso e a prepararsi per gli esercizi.

2. **Strofinamento delle Mani e dei Piedi**
   - Strofinare i palmi delle mani insieme e massaggiare i piedi è un ottimo modo per iniziare la routine. L'energia viene stimolata nei punti di riflesso delle mani e dei piedi, che sono collegati a vari organi. Questo esercizio favorisce il risveglio del corpo e riscalda i muscoli.
3. **Stretching dei Meridiani**
   - Praticate alcuni semplici stiramenti dei meridiani per risvegliare l'energia e migliorare la flessibilità. Ad esempio, alzate le braccia sopra la testa, intrecciate le dita e spingete i palmi verso l'alto mentre respirate profondamente. Questo tipo di stretching allunga i meridiani principali, libera i blocchi energetici e stimola il flusso di *ki*.
4. **Massaggio del Viso e del Cuoio Capelluto**
   - Massaggiare il viso e il cuoio capelluto è un modo eccellente per migliorare la circolazione nella testa e ridurre la tensione. Con le dita, eseguite movimenti circolari sulle tempie, sugli zigomi e sul cuoio capelluto. Questo esercizio stimola i punti energetici del viso e della testa, aiutando a migliorare la concentrazione e ad alleviare lo stress.
5. **Automassaggio del Torace e dell'Addome**
   - Utilizzate i palmi delle mani per massaggiare il torace e l'addome con movimenti lenti e circolari. Questo automassaggio favorisce la respirazione profonda, stimola l'apparato digerente e migliora il flusso energetico nell'area addominale. È un modo efficace per risvegliare il sistema digestivo e ridurre eventuali tensioni.
6. **Tapping su Braccia e Gambe**
   - Utilizzate le mani per picchiettare delicatamente le braccia, le gambe e i piedi. Questo esercizio stimola i muscoli, migliora la circolazione e favorisce il rilascio di energia stagnante. Il tapping su gambe e piedi, in particolare, aiuta a risvegliare

l'energia vitale nelle estremità inferiori, migliorando la sensazione di radicamento e stabilità. Picchiettando dalle caviglie fino alle cosce e poi su braccia e spalle, si attivano i meridiani principali, favorendo una distribuzione uniforme dell'energia in tutto il corpo. Questa tecnica è semplice ma molto efficace per ridurre tensioni, migliorare la prontezza mentale e prepararsi con energia alla giornata.

Capitolo 7

Erboristeria Orientale - Le Piante per il Benessere Naturale

L'**erboristeria orientale** è una pratica antica che affonda le sue radici nelle tradizioni di medicina cinese e ayurvedica. Questo approccio alla salute sfrutta le proprietà curative delle piante per riequilibrare il corpo e migliorare il benessere generale. La filosofia orientale considera le erbe come strumenti per armonizzare l'energia vitale, o *qi* nella medicina cinese e *prana* nell'Ayurveda, e come supporto per il mantenimento della salute. Ogni pianta è vista come una combinazione di proprietà energetiche uniche, che possono trattare specifici squilibri e promuovere la guarigione.

Introduzione all'Erboristeria Orientale

Nelle tradizioni orientali, l'uso delle erbe non è solo terapeutico ma anche preventivo. L'erboristeria orientale mira a riequilibrare il corpo, sia in fase di malattia che in stato di salute, cercando di mantenere un'armonia tra corpo, mente e ambiente. La medicina cinese e l'ayurveda condividono una visione olistica della salute: invece di trattare solo i sintomi, mirano a comprendere le cause profonde degli squilibri e a intervenire con soluzioni naturali.

Le piante vengono scelte in base alle loro proprietà energetiche, alla loro capacità di riscaldare, raffreddare, seccare o umidificare, e alla loro azione su specifici organi o meridiani. Ad esempio, alcune erbe cinesi, come il ginseng e la cannella, sono utilizzate per riscaldare il corpo e stimolare l'energia vitale, mentre altre, come il crisantemo, sono utilizzate per calmare il calore interno e bilanciare l'energia. Nell'ayurveda, le erbe vengono classificate in base ai dosha (Vata, Pitta e Kapha) e utilizzate per riequilibrare l'individuo a seconda della sua costituzione.

Le Erbe più Usate nella Medicina Cinese e Ayurvedica

Di seguito esploriamo alcune delle erbe più comuni nella medicina cinese e ayurvedica, con una descrizione delle loro proprietà e dei benefici che possono offrire.

Erbe della Medicina Tradizionale Cinese

1. **Ginseng (Panax ginseng)**: Considerato un tonico energizzante, il ginseng è utilizzato per migliorare la resistenza fisica e mentale. Aiuta a rafforzare il sistema immunitario, stimola il *qi* e promuove la longevità. Il ginseng è particolarmente indicato per le persone con costituzione debole o per chi si sente spesso affaticato.
2. **Astragalo (Astragalus membranaceus)**: Questa radice è nota per le sue proprietà immunostimolanti e viene utilizzata per rafforzare il sistema immunitario, proteggere il corpo dagli agenti patogeni e aumentare l'energia vitale. È ideale per chi si ammala facilmente o ha bisogno di un supporto durante i cambi di stagione.
3. **Reishi (Ganoderma lucidum)**: Il fungo Reishi è considerato un adattogeno che aiuta il corpo a rispondere allo stress. Supporta il sistema immunitario, migliora la qualità del sonno e aiuta a bilanciare le energie. Il Reishi è apprezzato anche per le sue proprietà anti-infiammatorie e anti-invecchiamento.
4. **Ginkgo Biloba**: Conosciuto per migliorare la circolazione sanguigna, il Ginkgo Biloba è utilizzato per supportare la memoria e la concentrazione. È ideale per le persone che desiderano migliorare la funzione cognitiva e per alleviare i sintomi di ansia e stress.
5. **Crisantemo (Chrysanthemum morifolium)**: Questa pianta ha proprietà rinfrescanti ed è utilizzata per alleviare il calore e la pressione alta. È indicata in caso di mal di testa, febbre e disturbi agli occhi, soprattutto durante l'estate.

Erbe della Medicina Ayurvedica

1. **Ashwagandha (Withania somnifera)**: Conosciuta come "ginseng indiano", l'ashwagandha è un'erba adattogena che aiuta il corpo a gestire lo stress, a migliorare l'energia e a rafforzare il sistema

immunitario. È utilizzata anche per migliorare la resistenza fisica e mentale.

2. **Tulsi (Ocimum sanctum)**: Chiamata anche "basilico sacro", il tulsi è utilizzato per le sue proprietà anti-infiammatorie e immunostimolanti. Supporta la respirazione e aiuta a ridurre lo stress. È spesso usato sotto forma di tisana per calmare il corpo e la mente.

3. **Curcuma (Curcuma longa)**: La curcuma è nota per le sue potenti proprietà anti-infiammatorie e antiossidanti. Nell'ayurveda, viene utilizzata per purificare il sangue e migliorare la digestione. La curcuma è indicata per persone con eccesso di Kapha e Pitta.

4. **Triphala**: Questa miscela di tre frutti (amla, bibhitaki e haritaki) è utilizzata per migliorare la digestione e favorire la disintossicazione del corpo. È considerata un rimedio riequilibrante per tutti i dosha e aiuta a mantenere la salute dell'apparato digerente.

5. **Shatavari (Asparagus racemosus)**: Shatavari è particolarmente utilizzata per il benessere femminile. Supporta il sistema riproduttivo, regola gli ormoni e aiuta a ridurre lo stress. È indicata soprattutto per le persone con eccesso di Vata e Pitta.

Come Utilizzare le Erbe per Specifiche Esigenze di Salute

Le erbe possono essere utilizzate per trattare una vasta gamma di disturbi e per migliorare il benessere generale. Di seguito alcune indicazioni per utilizzare le erbe a seconda delle specifiche esigenze di salute.

1. **Stress e Ansia**: Per ridurre lo stress e l'ansia, si possono utilizzare erbe adattogene come l'ashwagandha, il Reishi e il tulsi. Queste erbe aiutano a regolare i livelli di cortisolo e a calmare il sistema nervoso, contribuendo a migliorare l'umore e la qualità del sonno.

2. **Miglioramento dell'Energia**: Il ginseng e l'astragalo sono ottimi tonici per migliorare l'energia e la resistenza fisica. Sono ideali per le persone che si sentono stanche o che hanno bisogno di un supporto durante i periodi di maggiore attività fisica o mentale.

3. **Sostegno del Sistema Immunitario**: Per rafforzare il sistema immunitario, è possibile utilizzare l'astragalo, il tulsi e la curcuma.

Queste erbe aiutano a proteggere il corpo dagli agenti patogeni e a migliorare la risposta immunitaria.

4. **Salute Digestiva**: Il triphala è un rimedio ayurvedico eccellente per migliorare la digestione e prevenire problemi come stitichezza e gonfiore. La curcuma può essere utilizzata per migliorare la digestione e ridurre l'infiammazione nell'apparato digerente.

5. **Riequilibrio Ormonale**: Per supportare l'equilibrio ormonale, soprattutto nelle donne, l'ayurveda raccomanda lo Shatavari. Questa erba aiuta a regolare il sistema endocrino e supporta il benessere riproduttivo femminile.

Ricette Semplici e Preparazioni di Base

Ecco alcune ricette semplici per integrare le erbe orientali nella vita quotidiana.

1. **Tisana di Tulsi per Rilassarsi**
   - Ingredienti:
     - 1 cucchiaino di foglie essiccate di tulsi
     - 1 tazza d'acqua calda
   - Preparazione:
     - Portare l'acqua a ebollizione e versarla sulle foglie di tulsi. Lasciar riposare per 5-10 minuti, filtrare e bere. Questa tisana è ideale per calmare la mente e migliorare la respirazione.

2. **Golden Milk con Curcuma**
   - Ingredienti:
     - 1 tazza di latte (vaccino o vegetale)
     - 1 cucchiaino di curcuma in polvere
     - Un pizzico di pepe nero
     - Un pizzico di cannella
     - Miele a piacere
   - Preparazione:
     - Riscaldare il latte, aggiungere la curcuma, il pepe nero e la cannella, mescolando bene. Dolcificare con miele a piacere. Questo "latte d'oro" è utile per ridurre l'infiammazione e migliorare la digestione.

3. **Decotto di Astragalo per il Sistema Immunitario**
   - Ingredienti:
     - 2-3 fette di radice di astragalo essiccata
     - 2 tazze d'acqua
   - Preparazione:
     - Portare l'acqua a ebollizione, aggiungere l'astragalo e far bollire a fuoco lento per 20 minuti. Filtrare e bere caldo. Questo decotto è utile per rafforzare il sistema immunitario, specialmente durante i cambi di stagione.
4. **Tisana Digestiva con Triphala**
   - Ingredienti:
     - 1/2 cucchiaino di polvere di triphala
     - 1 tazza d'acqua calda
   - Preparazione:
     - Sciogliere la polvere di triphala nell'acqua calda e bere prima di andare a dormire. La tisana di triphala favorisce la digestione e la disintossicazione dell'organismo.

Sicurezza e Consigli sull'Uso delle Erbe

Nonostante le erbe abbiano numerosi benefici, è importante utilizzarle con attenzione e consapevolezza. Ecco alcuni consigli di sicurezza per l'uso delle erbe:

1. **Consultare un Professionista: Prima di iniziare qualsiasi trattamento erboristico, è consigliabile consultare un professionista della salute, soprattutto se si assumono farmaci o si soffre di condizioni mediche specifiche.**
2. **Dosaggio**: Ogni erba ha un dosaggio ottimale e non bisogna esagerare. Alcune erbe, come il ginseng, possono essere troppo stimolanti se assunte in quantità elevate, mentre altre, come la curcuma, possono causare disturbi gastrointestinali se consumate in eccesso.
3. **Evitare l'Uso Prolungato**: Alcune erbe, come il triphala, sono sicure per l'uso a lungo termine, mentre altre, come l'ashwagandha, dovrebbero essere utilizzate per periodi limitati per evitare l'assuefazione.

4. **Allergie e Sensibilità**: Prima di utilizzare qualsiasi erba, è
   importante verificare eventuali allergie o sensibilità. Alcune persone
   potrebbero essere allergiche a determinate piante, quindi è sempre
   bene iniziare con piccole dosi.
5. **Utilizzo Durante la Gravidanza e l'Allattamento**: Durante la
   gravidanza e l'allattamento, alcune erbe possono non essere sicure.
   È importante evitare l'uso di erbe stimolanti e consultare sempre un
   medico.

Conclusione

L'erboristeria orientale offre un vasto repertorio di piante e preparazioni
che possono essere integrate nella vita quotidiana per migliorare il
benessere fisico e mentale. Sia la medicina tradizionale cinese che
l'ayurveda vedono nelle erbe un'opportunità per armonizzare il corpo e
sostenere la salute in modo naturale. Conoscere le proprietà delle erbe e
saperle utilizzare in modo sicuro è fondamentale per trarne il massimo
beneficio.

Capitolo 8

La Filosofia Zen e la Meditazione

La **filosofia Zen** e la meditazione che ne deriva rappresentano un approccio unico alla vita, incentrato sulla presenza, la semplicità e l'armonia interiore. La parola "Zen" deriva dal termine cinese *Chan*, che a sua volta proviene dal sanscrito *Dhyana*, ovvero meditazione. Il pensiero Zen si sviluppò in Cina nel VI secolo, grazie a influenze del Buddhismo indiano, e successivamente si diffuse in Giappone, dove si consolidò come pratica spirituale profonda e minimalista. La filosofia Zen è una via verso la consapevolezza e il risveglio, che si raggiungono attraverso la meditazione e l'esperienza diretta, piuttosto che tramite lo studio intellettuale o la teoria.

Introduzione al Pensiero Zen e il Concetto di Presenza nel Qui e Ora

Al centro della filosofia Zen vi è il concetto di "presenza nel qui e ora". Vivere nel presente significa liberarsi dalle preoccupazioni sul passato e dalle ansie per il futuro, per essere completamente consapevoli del momento attuale. La filosofia Zen insegna che la felicità e la pace interiore non si trovano cercando di controllare ciò che non possiamo cambiare o rincorrendo incessantemente nuovi obiettivi, ma piuttosto imparando a vivere intensamente ogni momento, anche quelli più semplici.

Per il pensiero Zen, ogni istante della nostra vita è perfetto e completo in sé. La mente, tuttavia, è spesso irrequieta: si aggrappa ai ricordi, si perde nei pensieri, si preoccupa di eventi futuri o si distrae con giudizi e opinioni. Questa attività mentale è causa di sofferenza, in quanto ci allontana dalla realtà presente e ci fa vivere in uno stato di costante tensione. La pratica Zen aiuta a calmare la mente, insegnandoci ad accogliere ogni pensiero senza giudizio e senza attaccamento, lasciandolo fluire come una nuvola nel cielo. Attraverso la meditazione, possiamo raggiungere uno stato di silenzio interiore che ci permette di percepire la realtà in modo chiaro e privo di illusioni.

Il concetto di *mu*, ovvero "vuoto" o "nulla", è un principio fondamentale della filosofia Zen. Tuttavia, questo "vuoto" non è inteso come assenza, ma come uno spazio aperto e libero, una purezza che non è ingombrata da pensieri inutili o emozioni disturbanti. Questa purezza mentale crea uno spazio per la vera consapevolezza, e ci permette di percepire il mondo con un senso di meraviglia, senza giudizi o preconcetti.

Esercizi di Meditazione Zen per Ridurre lo Stress e Migliorare la Concentrazione

La meditazione Zen, o *zazen*, è la pratica centrale di questa filosofia. È una meditazione seduta, durante la quale ci si concentra sul respiro e si osservano i pensieri senza attaccamento. La meditazione Zen non è una pratica per "svuotare" la mente, ma piuttosto per osservarla e per imparare a convivere pacificamente con i propri pensieri.

Ecco alcuni esercizi di meditazione Zen per ridurre lo stress e migliorare la concentrazione:

1. Meditazione Seduta (Zazen)

Per praticare lo zazen, trovate un posto tranquillo e sedetevi in posizione comoda. La posizione tradizionale prevede di sedersi a gambe incrociate su un cuscino, mantenendo la schiena dritta e le mani appoggiate sulle ginocchia o raccolte in grembo, con il pollice e l'indice che si toccano delicatamente.

Chiudete gli occhi o manteneteli leggermente socchiusi, concentrandovi sul respiro. Inspirate profondamente e lentamente, poi espirate con calma, lasciando che l'aria esca in modo naturale. Il respiro è il vostro punto di ancoraggio, un modo per restare presenti nel momento. Osservate i pensieri che emergono, ma senza attaccarvi a essi. Se la mente inizia a vagare, riportate gentilmente l'attenzione al respiro. Praticare lo zazen per 10-15 minuti al giorno può avere effetti profondi sulla concentrazione e sulla serenità interiore.

2. Meditazione Consapevole del Respiro

Un esercizio semplice ma potente è la meditazione consapevole del respiro, che può essere praticata ovunque e in qualsiasi momento della giornata. Basta sedersi in modo comodo, fare un respiro profondo e portare tutta l'attenzione al movimento dell'aria che entra ed esce dal corpo. Osservate la sensazione del respiro nelle narici, nel petto e nell'addome, sentendo come l'aria riempie i polmoni e come il corpo si rilassa durante l'espirazione. Se vi accorgete che la mente si distrae, riportatela gentilmente al respiro. Questo esercizio aiuta a calmare i pensieri, a ridurre lo stress e a rafforzare la capacità di concentrazione.

3. Meditazione del Vuoto (Shikantaza)

Shikantaza, che significa "semplicemente sedere", è una pratica avanzata che richiede di rimanere seduti senza un obiettivo specifico, osservando semplicemente ciò che accade. Non c'è un punto su cui focalizzare la mente: bisogna sedere in completo abbandono, osservando i pensieri, le sensazioni e l'ambiente senza giudizio. Questa pratica aiuta a sviluppare una mente aperta e recettiva, e favorisce un senso di pace e accettazione profonda.

4. Meditazione Camminata (Kinhin)

Il *kinhin*, o meditazione camminata, è una pratica che si alterna spesso alla meditazione seduta per portare la consapevolezza nel movimento. Iniziate camminando lentamente, sincronizzando i passi con il respiro. Fate un passo ad ogni inspirazione e un altro ad ogni espirazione. Concentratevi sul contatto dei piedi con il suolo e sulla sensazione del movimento. Kinhin è un modo per portare la pratica della meditazione nella vita quotidiana e per allenare la mente a essere presente anche durante le attività più comuni.

Come Sviluppare una Mentalità Zen nella Vita Quotidiana per un Maggiore Equilibrio Interiore

Adottare una mentalità Zen non significa solo meditare, ma anche vivere ogni momento con consapevolezza e semplicità. La filosofia Zen può essere integrata nella vita quotidiana attraverso piccole pratiche e atteggiamenti che promuovono la presenza, l'accettazione e l'equilibrio. Di seguito alcuni suggerimenti per coltivare una mentalità Zen nella vita di tutti i giorni:

1. Semplificare

Uno dei principi del pensiero Zen è la semplicità. Per vivere una vita Zen, è importante liberarsi dal superfluo, sia negli oggetti materiali che nei pensieri. Semplificare la propria vita significa ridurre il caos e l'eccesso, conservando solo ciò che è realmente essenziale. Questo atteggiamento permette di concentrarsi su ciò che è davvero importante, riducendo il rumore mentale e creando uno spazio di pace interiore.

2. Essere Presenti in Ogni Azione

La pratica Zen insegna a portare la massima attenzione in ogni azione, anche le più semplici, come lavare i piatti o bere una tazza di tè. L'idea è di fare ogni cosa con consapevolezza, senza fretta e senza distrazioni. Essere presenti in ogni azione quotidiana aiuta a sviluppare la pazienza, a ridurre lo stress e a trovare una profonda soddisfazione nelle attività di ogni giorno.

3. Accettare le Emozioni Senza Giudizio

Il pensiero Zen insegna ad accogliere ogni emozione senza giudizio, riconoscendola come una parte della propria esperienza umana. Invece di reagire impulsivamente o reprimere le emozioni, imparare a osservarle con distacco e accettazione permette di mantenere un equilibrio interiore anche nei momenti difficili. Questa pratica aiuta a comprendere che ogni emozione è temporanea e a sviluppare una mente resiliente.

4. Praticare la Gratitudine

La gratitudine è un elemento fondamentale per coltivare una mentalità Zen. Essere grati per ciò che si ha, anziché concentrarsi su ciò che manca, permette di apprezzare la bellezza del momento presente e di trovare gioia anche nelle piccole cose. Ogni giorno, prendere un momento per riflettere su ciò per cui si è grati aiuta a sviluppare un atteggiamento positivo e a mantenere uno stato mentale equilibrato.

5. Adottare la Pazienza e la Gentilezza

Essere pazienti e gentili è essenziale nella filosofia Zen. La pazienza permette di affrontare le difficoltà senza fretta e senza stress, accettando che ogni cosa ha il proprio tempo. La gentilezza verso sé stessi e verso gli altri, invece, aiuta a creare relazioni armoniose e a promuovere un ambiente di pace. Questi atteggiamenti portano equilibrio interiore e rafforzano il senso di connessione con il mondo.

6. Respirare Consapevolmente

Infine, una pratica semplice ma molto efficace è la respirazione consapevole. Ogni volta che ci si sente sopraffatti o stressati, fare una pausa e concentrarsi sul respiro può riportare immediatamente al momento presente e calmare la mente. La respirazione consapevole è un'ancora che permette di ritrovare la stabilità e la lucidità in qualsiasi situazione.

Conclusione

La filosofia Zen e la meditazione ci offrono strumenti preziosi per vivere una vita più equilibrata, serena e piena di significato. Attraverso la pratica della meditazione e l'adozione di una mentalità Zen, è possibile sviluppare una profonda connessione con sé stessi e con il mondo, imparando a vivere ogni momento con consapevolezza e gratitudine. Lo Zen non è solo una pratica, ma una via per trasformare la vita, portando semplicità, calma e armonia interiore.

Capitolo 9

Pratiche di Armonizzazione Completa - Combinare le Discipline

Il benessere olistico non si ottiene tramite una sola pratica o disciplina, ma spesso è il risultato dell'integrazione di diverse tecniche che lavorano insieme per riequilibrare corpo, mente ed energia. La combinazione di pratiche come lo shiatsu, il reiki, il do-in, l'ayurveda, la meditazione zen e l'erboristeria orientale può offrire un supporto completo e armonico, adattabile alle esigenze di ciascun individuo. Questo approccio integrato non solo aiuta a ridurre lo stress e a migliorare la salute, ma promuove anche una crescita personale profonda, unendo le potenzialità delle diverse tecniche.

Integrare le Tecniche per un Benessere Olistico

L'integrazione delle discipline orientali si basa su un principio fondamentale della filosofia olistica: l'essere umano è una totalità di corpo, mente e spirito. Ogni pratica agisce su specifici aspetti della salute, e combinare le tecniche permette di ottenere benefici più ampi e profondi. Ad esempio, il reiki può aiutare a riequilibrare l'energia, mentre lo shiatsu lavora sul rilassamento muscolare e sui meridiani. La meditazione zen favorisce la calma mentale e migliora la consapevolezza, mentre l'ayurveda e l'erboristeria orientale possono fornire supporto nutrizionale e terapeutico.

Quando le tecniche sono integrate in modo coerente, lavorano insieme per bilanciare il sistema energetico, migliorare la salute fisica e promuovere uno stato di calma mentale. L'integrazione delle pratiche orientali permette di adattare il percorso di benessere alle esigenze individuali, considerando fattori come lo stile di vita, la costituzione fisica e le condizioni di salute specifiche. Ad esempio, una persona che soffre di stress cronico può trarre beneficio da una combinazione di reiki, meditazione zen e pratiche di automassaggio come il do-in, mentre chi cerca maggiore energia può preferire un mix di stretching, esercizi di respirazione e rimedi erboristici tonificanti.

Come Creare una Routine Personalizzata

Creare una routine personalizzata per l'armonizzazione completa richiede consapevolezza e sperimentazione. È importante valutare quali pratiche siano più adatte alle proprie esigenze e obiettivi di benessere. Ecco alcuni passaggi chiave per sviluppare una routine olistica e personalizzata:

1. **Identificare le Esigenze Personali**: Il primo passo è riflettere sulle proprie esigenze specifiche. Chiediti: "Sto cercando di ridurre lo stress? Di migliorare l'energia? Di alleviare dolori fisici?" Identificare gli obiettivi ti aiuterà a selezionare le pratiche più appropriate. Ad esempio, se il tuo obiettivo è il rilassamento, potresti scegliere di includere pratiche di meditazione e reiki. Se desideri aumentare la concentrazione, puoi integrare esercizi di respirazione con tecniche di stretching e automassaggio.
2. **Scegliere le Pratiche**: Una volta identificati gli obiettivi, seleziona le pratiche che possono aiutarti a raggiungerli. Ogni disciplina ha benefici specifici, quindi considera quali sono le più adatte. Lo shiatsu e il do-in sono ottimi per il rilassamento muscolare e per favorire il flusso energetico, mentre la meditazione zen può migliorare la concentrazione e la calma mentale.
3. **Stabilire una Routine Quotidiana o Settimanale**: È utile stabilire un momento preciso per la pratica quotidiana, come la mattina o la sera, per creare una routine costante. Decidi se preferisci dedicare una breve sessione giornaliera o se ritieni più efficace praticare alcune tecniche ogni giorno e altre a giorni alterni.
4. **Adattare la Routine al Tuo Stile di Vita**: Assicurati che la tua routine sia compatibile con il tuo stile di vita e i tuoi impegni. Se hai poco tempo, puoi optare per sessioni brevi ma efficaci. Ad esempio, una routine di 10-15 minuti di stretching e respirazione al mattino può essere seguita da una meditazione serale.
5. **Rivedere e Adattare la Routine**: Con il tempo, potresti scoprire che alcune pratiche funzionano meglio di altre per le tue esigenze. Rivedi la tua routine periodicamente e apporta modifiche se

necessario. L'obiettivo è trovare una combinazione di tecniche che si adattino al meglio al tuo stato fisico ed emotivo.

Esempi di Routine per Diversi Scopi

Di seguito alcuni esempi di routine personalizzate che puoi adattare in base ai tuoi obiettivi di benessere.

Routine per il Rilassamento

Obiettivo: Ridurre lo stress, favorire la calma e rilassare i muscoli.

1. **Meditazione Zen (5-10 minuti)**: Inizia con una breve sessione di meditazione zen. Siediti in posizione comoda, chiudi gli occhi e porta l'attenzione al respiro. Lascia che i pensieri fluiscano senza attaccarti a essi.
2. **Automassaggio Do-In (5 minuti)**: Picchietta delicatamente le braccia, le spalle e il viso per risvegliare il corpo e stimolare il flusso di energia. Concentrati sulle aree in cui senti tensione.
3. **Pratica di Reiki (5-10 minuti)**: Posiziona le mani su diverse parti del corpo, come la testa, il petto e l'addome, lasciando che l'energia reiki fluisca. Questo aiuta a rilassare il sistema nervoso e a calmare la mente.
4. **Tisana Rilassante con Tulsi o Camomilla**: Completa la routine con una tisana a base di erbe rilassanti, come il tulsi o la camomilla, per favorire la calma e prepararti al riposo.

Routine per l'Energia

Obiettivo: Aumentare l'energia fisica e mentale, risvegliare il corpo e migliorare la vitalità.

1. **Esercizi di Stretching Dinamico (5 minuti)**: Inizia la giornata con alcuni esercizi di stretching per risvegliare i muscoli. Fai movimenti ampi e ritmati per stimolare il flusso sanguigno.
2. **Respirazione Profonda (3 minuti)**: Pratica una respirazione profonda e ritmata. Inspirando profondamente, visualizza l'energia

che entra nel corpo; espirando, immagina di rilasciare tensioni e stanchezza.

3. **Do-In (5 minuti)**: Massaggia le mani, i piedi e le piante dei piedi per attivare i punti di riflesso. Questo esercizio aiuta a risvegliare l'energia e a migliorare la prontezza mentale.

4. **Pratica di Reiki per l'Energia (5 minuti)**: Posiziona le mani sulla zona dell'addome e visualizza una luce calda e vitale che si diffonde nel corpo. Questa pratica è utile per attivare l'energia vitale e favorire un senso di energia e vitalità.

5. **Tisana Energizzante al Ginseng o Tè Verde**: Completa la routine con una tisana energizzante, come il ginseng o il tè verde, che possono dare una carica naturale di energia per affrontare la giornata.

Routine per la Concentrazione

Obiettivo: Migliorare la concentrazione e la chiarezza mentale, riducendo le distrazioni.

1. **Meditazione Consapevole del Respiro (5-10 minuti)**: Siediti in posizione comoda e porta tutta l'attenzione al respiro. Ogni volta che la mente si distrae, riportala gentilmente al respiro. Questo esercizio rafforza la concentrazione e riduce le distrazioni.

2. **Do-In per la Testa e il Collo (5 minuti)**: Massaggia delicatamente il cuoio capelluto, le tempie e il collo per migliorare la circolazione nella testa e ridurre le tensioni che possono ostacolare la chiarezza mentale.

3. **Shiatsu per le Mani e le Dita (3 minuti)**: Premi e massaggia i punti delle mani e delle dita. Questo aiuta a stimolare i meridiani legati alla concentrazione e a migliorare la prontezza mentale.

4. **Pratica di Reiki sulla Fronte (3-5 minuti)**: Posiziona le mani sulla fronte e immagina di portare luce e chiarezza alla mente. Questa pratica favorisce la lucidità mentale e migliora la concentrazione.

5. **Infuso di Ginkgo Biloba o Rosmarino**: Concludi con una tisana a base di ginkgo biloba o rosmarino, che aiutano a migliorare la memoria e la concentrazione.

L'Importanza della Costanza e della Pratica Quotidiana

La chiave per ottenere benefici duraturi dalle pratiche olistiche è la costanza. La pratica quotidiana permette di consolidare l'efficacia delle tecniche, aiutando a trasformare la routine in una fonte di benessere e crescita personale. Ecco perché è importante essere pazienti e costanti:

1. **Creazione di Nuove Abitudini**: La pratica regolare aiuta a creare nuove abitudini e a sviluppare una maggiore consapevolezza del corpo e della mente. Anche pochi minuti di pratica quotidiana, se mantenuti con costanza, possono avere un impatto significativo sulla salute e sulla qualità della vita.
2. **Risultati Progressivi e Accumulativi**: I benefici delle pratiche olistiche si accumulano nel tempo. La costanza permette di osservare cambiamenti sottili ma duraturi, come una maggiore calma mentale, una migliore qualità del sonno e una riduzione dello stress.
3. **Connessione Profonda con Sé Stessi**: La pratica quotidiana crea uno spazio di connessione profonda con sé stessi, permettendo di esplorare e comprendere meglio il proprio corpo, la mente e le emozioni. Questo porta a una crescita personale che va oltre i benefici fisici, favorendo un equilibrio interiore stabile.
4. **Prevenzione e Resilienza**: La costanza nelle pratiche olistiche rafforza il sistema energetico e aiuta a sviluppare una maggiore resilienza allo stress e alle difficoltà. La pratica regolare contribuisce alla prevenzione di squilibri fisici ed emotivi, mantenendo il corpo e la mente in uno stato di armonia.

In conclusione, le pratiche di armonizzazione completa offrono un approccio integrato e personalizzabile al benessere. La combinazione di tecniche diverse permette di rispondere in modo efficace alle esigenze individuali, migliorando la qualità della vita e favorendo una crescita olistica. La costanza e la pratica quotidiana sono fondamentali per ottenere benefici duraturi e per sviluppare una connessione profonda con sé stessi.

Capitolo 10

Vivere in Armonia con la Natura - Integrazione della Naturopatia nella Vita Quotidiana

Vivere in armonia con la natura significa rispettare il ritmo naturale della vita e trovare un equilibrio che favorisca il benessere personale e quello del pianeta. La naturopatia, con il suo approccio olistico e la valorizzazione delle risorse naturali, offre strumenti preziosi per raggiungere questo stato di equilibrio. Integrando la naturopatia nella vita quotidiana, possiamo migliorare la nostra salute, ridurre lo stress e promuovere abitudini ecologiche che contribuiscono a un ambiente più sano e sostenibile.

Suggerimenti per uno Stile di Vita Sano e Naturale

Adottare uno stile di vita naturale implica fare scelte consapevoli che rispettano il nostro corpo e la natura. La naturopatia propone un approccio che va oltre l'alimentazione o l'esercizio fisico e abbraccia ogni aspetto della vita. Ecco alcuni suggerimenti per iniziare:

1. **Alimentazione Consapevole e Naturale**: Una dieta ricca di alimenti naturali, non trasformati, freschi e biologici aiuta il corpo a ottenere i nutrienti necessari per mantenere l'energia e la salute. Ridurre il consumo di alimenti processati, zuccheri raffinati e conservanti è fondamentale. Preferire cibi di stagione e di provenienza locale contribuisce anche a ridurre l'impatto ambientale, sostenendo un sistema agricolo più sostenibile.
2. **Idratazione e Pulizia Interna**: Bere acqua pura e priva di sostanze chimiche è essenziale per il corpo, poiché contribuisce a eliminare le tossine e a mantenere il corretto equilibrio cellulare. La naturopatia suggerisce anche di introdurre regolarmente tisane depurative, come quelle a base di tarassaco o ortica, che aiutano a pulire il corpo e a migliorare il metabolismo.

3. **Movimento Regolare e Rilassamento**: Il movimento è
   fondamentale per mantenere in salute il sistema
   muscolo-scheletrico, cardiovascolare e digestivo. La naturopatia
   incoraggia attività fisiche che non solo allenano il corpo ma
   promuovono anche la connessione mente-corpo, come yoga, tai
   chi, camminate in natura e stretching. L'esercizio fisico dovrebbe
   essere accompagnato da momenti di rilassamento e recupero per
   evitare l'eccessivo stress sul corpo.
4. **Respirazione Consapevole**: La respirazione profonda e
   consapevole è una pratica che permette di ridurre lo stress e
   aumentare l'ossigenazione. Pratiche come il pranayama, la
   respirazione diaframmatica o semplici esercizi di respirazione
   consapevole aiutano a migliorare la salute respiratoria e a calmare
   la mente. La naturopatia valorizza l'importanza della respirazione,
   sia per la salute fisica che per quella emotiva.
5. **Contatto con la Natura**: Il contatto con la natura ha un potente
   effetto rigenerante su corpo e mente. Prendersi del tempo per stare
   all'aperto, camminare a piedi nudi sull'erba, respirare aria fresca e
   osservare il paesaggio naturale favorisce un profondo rilassamento
   e migliora l'umore. Questa connessione con la natura stimola il
   senso di appartenenza e di gratitudine verso l'ambiente.
6. **Uso di Rimedi Naturali e Trattamenti Olistici**: La naturopatia
   sfrutta i benefici di erbe, oli essenziali, fiori di Bach e altri rimedi
   naturali per promuovere il benessere. Imparare a riconoscere le
   proprietà delle piante e dei rimedi naturali può aiutare a trattare
   piccole problematiche quotidiane come mal di testa, insonnia o
   problemi digestivi in modo sicuro e senza l'uso di sostanze
   chimiche.

Come Adattare le Pratiche alle Esigenze Personali

La naturopatia non è una disciplina rigida, ma si adatta alle esigenze
uniche di ogni persona, rispettando la costituzione, lo stile di vita e le
preferenze individuali. Di seguito alcuni suggerimenti per personalizzare
le pratiche naturopatiche:

1. **Valutazione della Costituzione**: In base alla propria costituzione fisica e alle necessità del momento, alcune pratiche possono risultare più benefiche di altre. Per esempio, una persona con una costituzione "fredda" e debole potrebbe trarre beneficio da alimenti riscaldanti e attività fisiche leggere. Al contrario, una persona energica con una tendenza a stressarsi facilmente potrebbe trarre vantaggio da tecniche di rilassamento e alimenti rinfrescanti.
2. **Monitoraggio delle Risposte Individuali**: Non tutte le pratiche funzionano allo stesso modo per tutti, quindi è importante osservare le proprie risposte fisiche ed emotive. Ad esempio, alcune persone potrebbero sentirsi meglio con una tisana rilassante alla sera, mentre altre possono preferire una routine di stretching per rilassarsi prima di dormire. La naturopatia invita all'ascolto di sé stessi e all'autoregolazione.
3. **Routine Flessibili**: La flessibilità è essenziale per adattarsi alle diverse fasi della vita e ai cambiamenti stagionali. Ad esempio, durante l'inverno, si possono preferire cibi caldi e più nutrienti, mentre d'estate si possono introdurre cibi freschi e leggeri. Le routine naturopatiche devono essere un supporto e non un rigido protocollo.
4. **Supporto Professionale e Autoformazione**: Per chi è nuovo alla naturopatia o ha esigenze specifiche, è consigliabile consultare un naturopata o un esperto in medicina naturale. Allo stesso tempo, educarsi sulla naturopatia, studiando libri o partecipando a corsi, può essere un investimento prezioso per approfondire le conoscenze e per praticare in modo consapevole.

Ecologia e Salute: Il Rispetto della Natura per un Benessere Duraturo

Uno degli aspetti centrali della naturopatia è il rispetto per la natura e l'impegno per uno stile di vita sostenibile. La salute del pianeta è strettamente collegata alla salute delle persone, e un ambiente inquinato e danneggiato influisce inevitabilmente sul nostro benessere. La naturopatia, con la sua enfasi sulla semplicità e sui rimedi naturali, si sposa perfettamente con uno stile di vita ecologico e rispettoso.

1. **Riduzione degli Sprechi e Uso di Prodotti Naturali**: Ridurre l'uso di plastica, preferire materiali biodegradabili e utilizzare prodotti naturali per l'igiene personale e la casa sono abitudini che riducono l'impatto ambientale e riducono l'esposizione a sostanze chimiche dannose. Ad esempio, detergenti a base di aceto e bicarbonato possono essere efficaci per la pulizia, mentre oli naturali come l'olio di cocco o di jojoba possono essere utilizzati come idratanti per la pelle.

2. **Consumo Responsabile e Sostenibile**: La naturopatia promuove un consumo consapevole, che si traduce nell'acquisto di prodotti biologici, stagionali e possibilmente locali. Questo supporta le comunità agricole locali e riduce l'impatto ambientale associato al trasporto e alla produzione industriale di alimenti. Ridurre il consumo di carne e di prodotti di origine animale può inoltre ridurre significativamente l'impronta ecologica.

3. **Coltivazione di Piante e Autoproduzione**: Coltivare erbe aromatiche o medicinali in casa è un modo per ridurre la dipendenza dai prodotti commerciali e avere a disposizione ingredienti freschi e naturali. Anche piccoli orti domestici o balconi coltivati possono contribuire a una dieta più sana e a una connessione diretta con la natura.

4. **Impegno nella Protezione dell'Ambiente**: La naturopatia promuove anche la consapevolezza ambientale e l'impegno nella protezione della natura. Sostenere cause ambientali, praticare il riciclo e partecipare ad attività di volontariato per la pulizia dell'ambiente sono modi per contribuire alla salute del pianeta e delle generazioni future.

La Naturopatia come Cammino di Vita

La naturopatia non è semplicemente un insieme di pratiche o rimedi, ma rappresenta un cammino di vita che porta a una maggiore consapevolezza di sé e della connessione con la natura. Integrare la naturopatia nella propria vita quotidiana significa vivere con rispetto e gratitudine per tutto ciò che la natura offre, cercando un equilibrio tra il proprio benessere e la cura dell'ambiente.

1. **Connessione Profonda con Sé Stessi**: La naturopatia insegna a conoscere e rispettare il proprio corpo, ascoltando i segnali e rispondendo alle esigenze in modo naturale. Questa conoscenza interiore è un elemento chiave per il benessere duraturo, poiché permette di prevenire malattie e di vivere in sintonia con i propri ritmi naturali.
2. **Sviluppo di un'Attitudine Positiva verso la Vita**: Vivere secondo i principi naturopatici può favorire un atteggiamento di gratitudine e apprezzamento per le piccole cose. Imparare a vivere con meno, a godere della semplicità e a rispettare i cicli della natura può portare un profondo senso di soddisfazione e felicità.
3. **Un Percorso di Crescita e Consapevolezza**: La naturopatia invita alla crescita personale e alla scoperta continua. Esplorare i rimedi naturali, conoscere le proprietà delle piante, praticare tecniche di rilassamento e imparare a nutrirsi in modo sano sono passi che arricchiscono e portano a una maggiore consapevolezza del proprio essere.
4. **Un Legame Indissolubile con la Natura**: La naturopatia ci ricorda costantemente che siamo parte di un tutto, un sistema complesso e interconnesso che include la terra, le piante, gli animali e tutti gli elementi naturali. Vivere in armonia con la natura non solo migliora il benessere individuale, ma contribuisce anche alla salute del nostro pianeta. Adottare uno stile di vita naturopatico è, quindi, un atto d'amore per noi stessi e per la terra che ci ospita.

Integrazione della naturopatia nella vita quotidiana è una scelta di consapevolezza che, passo dopo passo, può trasformare la nostra esistenza, portando a un benessere olistico, autentico e sostenibile. Vivere in armonia con la natura è la base di una vita equilibrata e in salute, in cui ogni scelta è un gesto di rispetto e di gratitudine verso noi stessi e l'ambiente che ci circonda.

Conclusione

La naturopatia rappresenta un percorso di benessere olistico che considera l'individuo come un insieme integrato di corpo, mente e spirito, in armonia con la natura e l'ambiente circostante. Nel corso di questo viaggio, abbiamo esplorato varie pratiche e principi provenienti dalle tradizioni orientali e naturopatiche che mirano a promuovere la salute, la vitalità e l'equilibrio interiore. Abbiamo compreso come pratiche come lo shiatsu, il reiki, il do-in, la meditazione zen e l'erboristeria orientale possano essere integrate nella vita quotidiana per rispondere alle diverse esigenze di benessere, dal rilassamento alla gestione dello stress, fino al miglioramento della concentrazione e della connessione con la natura.

Riassunto dei Principi Appresi

Ripercorriamo insieme i principi chiave che abbiamo appreso e le pratiche principali per coltivare un benessere autentico e duraturo.

1. **Unità di Corpo, Mente e Spirito**: La naturopatia promuove un approccio integrato che considera ogni aspetto dell'individuo. La salute fisica è strettamente legata al benessere mentale ed emotivo. Pratiche come la meditazione zen e il reiki aiutano a connettere corpo e mente, promuovendo un senso di armonia interiore.
2. **L'Equilibrio Energetico**: Gran parte delle pratiche naturopatiche si basa sul concetto di energia vitale, chiamata *qi* nella medicina cinese e *prana* nell'Ayurveda. Lo shiatsu, il do-in e il reiki aiutano a mantenere il flusso energetico libero e bilanciato, favorendo il benessere generale e prevenendo i disturbi fisici ed emotivi.
3. **L'Importanza della Routine Quotidiana**: Abbiamo esplorato come una routine quotidiana può migliorare la qualità della vita e favorire la salute. Pratiche come il massaggio, lo stretching, la respirazione e la meditazione, integrate in una routine mattutina o serale, ci permettono di iniziare e concludere la giornata con energia e serenità.
4. **Alimentazione Naturale e Consapevole**: La naturopatia enfatizza l'importanza di un'alimentazione equilibrata e naturale. Scegliere

alimenti freschi, stagionali e di origine biologica non solo apporta nutrienti essenziali al corpo, ma contribuisce anche a ridurre l'impatto ambientale. Inoltre, una dieta adattata alla propria costituzione fisica e alle esigenze stagionali aiuta a mantenere l'equilibrio interno.

5. **Uso di Rimedi Naturali**: L'erboristeria orientale e la fitoterapia forniscono strumenti preziosi per mantenere la salute e trattare i piccoli disturbi quotidiani in modo sicuro e naturale. L'integrazione di tisane, oli essenziali e rimedi a base di piante contribuisce a promuovere il benessere e a evitare l'uso eccessivo di farmaci sintetici.

6. **Connessione con la Natura**: La filosofia naturopatica ci invita a ristabilire un legame profondo con la natura, riscoprendo i benefici della vita all'aria aperta, del contatto diretto con gli elementi e della consapevolezza ambientale. Stare in natura, respirare aria fresca e coltivare una mentalità ecologica sono aspetti fondamentali per il benessere olistico.

L'Importanza dell'Autocura e della Responsabilità Personale

Uno dei messaggi più importanti della naturopatia è che la salute è un processo dinamico e in continua evoluzione, che richiede consapevolezza e impegno personale. La naturopatia invita a sviluppare una mentalità di autocura, che va oltre la semplice gestione dei sintomi per abbracciare una visione preventiva e responsabilizzante.

1. **Autocura come Pratica di Consapevolezza**: La cura di sé non è un lusso, ma una necessità. Dedicarci tempo ogni giorno per ascoltare il nostro corpo e la nostra mente ci permette di riconoscere i segnali di squilibrio prima che diventino problemi cronici. L'autocura, inoltre, ci incoraggia a prendere decisioni consapevoli che supportano il nostro benessere a lungo termine.

2. **Responsabilità per la Propria Salute**: La naturopatia sottolinea che ognuno di noi è responsabile della propria salute e delle proprie scelte. Essere consapevoli delle nostre abitudini, dei nostri pensieri e delle nostre emozioni ci permette di intervenire attivamente per migliorare la nostra vita. La responsabilità personale implica anche

la capacità di riconoscere quando è necessario rivolgersi a un
professionista per ottenere supporto.

3. **Ascolto e Rispetto del Corpo**: La naturopatia ci invita a osservare
   il corpo e a rispettarne i ritmi. Essere consapevoli dei segnali del
   corpo, come la stanchezza, la tensione o il malessere, ci permette
   di adottare le misure necessarie per ritrovare l'equilibrio. Ad
   esempio, riposarsi quando il corpo è stanco, fare stretching per
   alleviare la tensione o meditare per calmare la mente sono tutti atti
   di rispetto verso noi stessi.

4. **Pazienza e Costanza**: Praticare la naturopatia richiede pazienza e
   costanza. I risultati non sono sempre immediati, ma si accumulano
   nel tempo grazie alla pratica regolare. La costanza nelle routine
   quotidiane, nell'alimentazione equilibrata e nelle pratiche di
   rilassamento permette di ottenere benefici duraturi e di costruire un
   benessere stabile.

5. **Equilibrio tra Azione e Riposo**: Un aspetto essenziale della
   naturopatia è trovare un equilibrio tra attività e riposo. Viviamo in un
   mondo frenetico, dove spesso si tende a ignorare la necessità di
   fermarsi e recuperare le energie. La naturopatia ci insegna a
   bilanciare gli impegni quotidiani con momenti di relax, per
   mantenere l'equilibrio psicofisico e prevenire lo stress.

Suggerimenti per Continuare il Percorso di Naturopatia

Il cammino della naturopatia non si esaurisce con la pratica di alcune
tecniche, ma si evolve continuamente in base alle nostre esperienze e ai
nostri bisogni. Ecco alcuni suggerimenti per continuare a esplorare e
approfondire la naturopatia:

1. **Approfondire la Conoscenza**: Esistono molti libri, corsi e risorse
   online che possono arricchire la nostra comprensione della
   naturopatia e delle pratiche olistiche. Studiare le basi
   dell'erboristeria, approfondire la medicina tradizionale cinese o
   scoprire le tecniche di automassaggio possono fornire nuovi
   strumenti per arricchire il nostro percorso di benessere.

2. **Praticare la Meditazione e la Consapevolezza**: La meditazione è
   una pratica che può accompagnarci per tutta la vita, aiutandoci a

mantenere la mente calma e a sviluppare una maggiore consapevolezza di noi stessi e del mondo che ci circonda. Anche pochi minuti al giorno di meditazione possono fare la differenza, favorendo uno stato di pace interiore e migliorando la gestione delle emozioni.

3. **Sperimentare Diverse Pratiche e Trovare il Proprio Equilibrio**: Ogni persona è unica e risponde in modo diverso alle varie tecniche. Provare diverse pratiche ci permette di scoprire quali ci danno i migliori risultati e di creare una routine che rispecchi le nostre esigenze. È importante essere aperti alla sperimentazione e non sentirsi vincolati a un'unica pratica.

4. **Coltivare la Gratitudine e la Positività**: La gratitudine è un aspetto fondamentale per sviluppare una mentalità positiva e per mantenere uno stato di benessere. Prendere un momento ogni giorno per riflettere su ciò per cui siamo grati ci aiuta a riconoscere il valore delle piccole cose e a mantenere una prospettiva ottimistica. La positività non significa ignorare le difficoltà, ma affrontarle con una mentalità aperta e fiduciosa.

5. **Creare una Connessione con la Natura**: La natura è una fonte inesauribile di saggezza e guarigione. Prendere l'abitudine di passare del tempo all'aria aperta, fare passeggiate nei parchi o meditare all'aperto può arricchire il nostro percorso di benessere. Il contatto con la natura ci aiuta a radicarci, a rilassarci e a sentire una connessione profonda con il mondo che ci circonda.

6. **Consultare un Naturopata o un Esperto**: Un professionista della naturopatia può essere di grande supporto nel definire un percorso personalizzato e nel rispondere a eventuali domande. La consulenza di un esperto aiuta a ottenere una visione più approfondita delle proprie esigenze e a evitare errori o pratiche inefficaci.

Conclusione

Intraprendere un percorso di naturopatia significa abbracciare uno stile di vita consapevole, rispettoso e orientato al benessere a lungo termine. La naturopatia ci offre strumenti preziosi per prenderci cura di noi stessi in modo naturale, per sviluppare una connessione con la natura e per promuovere un equilibrio duraturo tra corpo, mente e spirito.

Attraverso la costanza, la consapevolezza e l'apertura alla sperimentazione, possiamo trasformare la nostra vita quotidiana in un'esperienza arricchente e appagante. La naturopatia ci ricorda che il benessere non è qualcosa che possiamo ottenere dall'esterno, ma un processo di scoperta e crescita personale che dipende dalle nostre scelte e dal nostro impegno.

La naturopatia è un cammino che non si conclude mai, ma che evolve insieme a noi, adattandosi alle nostre esigenze e alle sfide che incontriamo. Ogni giorno è un'opportunità per crescere, per ascoltare il nostro corpo e per vivere in armonia con noi stessi e con la natura.

Appendici

Glossario dei Termini Principali

Ayurveda: Antica scienza medica indiana basata sull'equilibrio tra corpo, mente e spirito. L'Ayurveda utilizza i tre dosha (Vata, Pitta, Kapha) per determinare la costituzione di un individuo e promuovere il benessere.

Do-In: Pratica giapponese di automassaggio e stretching per stimolare il flusso energetico e migliorare la salute. Il Do-In si concentra su esercizi semplici e accessibili per favorire il rilassamento e la vitalità.

Dosha: Tre energie fondamentali (Vata, Pitta e Kapha) nella medicina ayurvedica che regolano le funzioni biologiche e psicologiche di una persona. Ogni individuo ha una combinazione unica di dosha che influisce sulla salute e sul benessere.

Erboristeria Orientale: Uso delle piante medicinali nella medicina tradizionale cinese e ayurvedica per trattare e prevenire disturbi. L'erboristeria orientale utilizza erbe specifiche per riequilibrare l'energia e sostenere la salute.

Meditazione Zen: Pratica di meditazione derivata dal Buddismo Zen che si basa sul respiro e sulla consapevolezza del momento presente. Aiuta a calmare la mente e a sviluppare uno stato di presenza e di accettazione.

Meridiani: Canali energetici lungo i quali scorre il *qi* (energia vitale) nel corpo, secondo la medicina cinese. I meridiani sono stimolati tramite pratiche come lo shiatsu e il Do-In per mantenere l'equilibrio energetico.

Naturopatia: Approccio olistico alla salute che valorizza l'autoguarigione e l'equilibrio naturale del corpo. Utilizza trattamenti naturali, come l'alimentazione, le erbe e tecniche di rilassamento, per prevenire e trattare i disturbi.

Qi: Energia vitale che, secondo la medicina tradizionale cinese, fluisce nei meridiani del corpo. Un flusso di qi armonioso è considerato essenziale per la salute e il benessere.

Reiki: Tecnica giapponese di guarigione energetica in cui l'energia universale viene canalizzata tramite le mani per riequilibrare il corpo e la mente. Il Reiki si concentra sull'armonizzazione del *ki* (energia) e sul rilassamento.

Shiatsu: Tecnica giapponese di massaggio basata sulla pressione su punti specifici lungo i meridiani del corpo per promuovere il benessere e riequilibrare l'energia vitale.

Vata, Pitta, Kapha: I tre dosha dell'Ayurveda. Vata è associato al movimento, Pitta alla trasformazione e Kapha alla stabilità. Ogni persona ha una combinazione unica di questi dosha.

Risorse e Letture Consigliate

Libri

1. *Ayurveda: La scienza della vita* di Vasant Lad – Un'introduzione completa all'ayurveda, con informazioni sui dosha, la dieta e le routine di benessere.
2. *Il libro del Reiki* di Diane Stein – Un manuale pratico sul Reiki, con una guida dettagliata per l'autotrattamento e la guarigione energetica.
3. *Manuale pratico di Shiatsu* di Paolo Blasi – Un'introduzione alle tecniche di base del massaggio shiatsu e all'uso dei meridiani per il benessere.
4. *Zen e la via del risveglio* di Daisetz T. Suzuki – Una guida al pensiero Zen, con approfondimenti sulla filosofia e sulla pratica della meditazione.
5. *Naturopatia: Guida pratica alla salute naturale* di Marcello Mandatori – Un manuale di naturopatia che illustra i principi e le pratiche naturali per migliorare il benessere.

Siti Web

1. www.naturopatia.it – Risorse e articoli sulla naturopatia,
   l'alimentazione naturale e le pratiche olistiche.
2. www.reiki.org – Informazioni approfondite e guide pratiche sul
   Reiki, incluse risorse per la formazione.
3. www.ayurveda.com – Articoli, corsi e risorse sull'Ayurveda e i
   dosha, offerti dall'Ayurvedic Institute.
4. www.shiatsusociety.org – Informazioni sullo shiatsu, i benefici
   della pratica e le scuole accreditate.
5. www.do-in.net – Materiali di riferimento e risorse per la pratica del
   Do-In e dell'automassaggio.

Corsi e Formazione

1. **Corso di Introduzione all'Ayurveda** – Disponibile online su varie
   piattaforme come Coursera e Udemy.
2. **Seminari Reiki di Primo Livello** – Offerti da scuole e maestri Reiki
   in tutto il mondo, per apprendere le basi della guarigione energetica.
3. **Corso di Meditazione Zen** – Lezioni disponibili presso centri di
   meditazione Zen, che offrono anche ritiri e sessioni guidate.
4. **Formazione in Shiatsu** – Istituti di formazione come la Scuola
   Internazionale di Shiatsu offrono corsi e certificazioni in questa
   disciplina.

Grazie per aver letto il mio libro e se ti è piaciuto e vuoi approfondire gli argomenti, se vuoi contattarmi per partecipare ai miei corsi online o in presenza, mi trovi su Instagram "Graziano Covati Naturopatia Orientale"

www.ingramcontent.com/pod-product-compliance
Lightning Source LLC
Chambersburg PA
CBHW061726250726
48657CB00002B/797